U0041071

好好呼吸 甩掉老毛病！

14大毛病呼吸自療法

郭育祥 醫師 著
自律神經失調症協會理事長

第3章 重新學呼吸

第4章 好好呼吸，拯救自律神經失調

推薦序

提升生活品質的新選擇

中華民國醫師公會全國聯合會理事長
臺大醫學院精神科教授
李明濱

提出「學好呼吸，自癒老毛病」這一概念，郭育祥醫師可謂是給了讀者朋友們一個提升生活品質的新選擇。

現代人經常像郭醫師所說的，屬於「亞健康」一族。雖然沒有致命或立即性的危險疾病，卻天天受到許多小毛病所苦。腰痠背痛、失眠焦慮、頭痛胸悶……等。除了坐姿不良等顯而易見的原因，另一個引發這些困擾的最大來源還是精神、心理上的壓力。壓力和負面情緒經常造成身體莫大的負擔，許多人卻既沒有時間運動、放鬆，也不信任專業醫師開的藥，深怕副作用等困擾。

沒想到，「正確呼吸」成了我們的另一個救星。呼吸的長短、次數、頻率、深淺，在在影響自律神經與身體循環，進而影響心理與精神健康，若再加上本書所教的，配合不同的伸展動作與飲食習慣，更是事半功倍。如此簡單易懂、輕鬆好學的自療方式，值得用心推廣，誠心推薦。

推薦序

意想不到的好與自在

堂瑜伽負責人
堂娜

喜悅這世界又多一專業人士，推廣有關呼吸的觀念與使用它的重要性。特別是郭醫師自己也有確切的自身經驗與治療經驗。只要善用呼吸這技術，生命中的失眠、便祕、情緒起伏……等等，便極少會再出現。

讓我們一起享受有意識的呼吸，加強身體自然已有的無意識呼吸系統，讓它運作的更快樂！更健康！

就讓本書帶給您意想不到的好與自在。

推薦序

外練筋骨皮，內練一口氣

少林寺34代弟子／釋門少林功夫團團長
林勝傑（延勝）

在某次錄影的場合裡，有緣能和郭醫師相識，在節目進行的過程中，聽著郭醫師專業的敘述與分析，讓我了解到在西醫的領域裡對於呼吸的看法，居然也和我們練功的人如此一致。而至今令我印象深刻的是，我看著郭醫師在和主持人及來賓的對談過程中，總是能一貫的用著不急不徐的速度來一一解答大家心中的疑惑，那樣的感覺就像是一個內力深厚的高手，正源源不斷的展現他的功力。後來有機會能更深入的向郭醫師請教，才慢慢理解到自律神經與呼吸和人體健康的直接關聯。

從前在少林寺練功時，師父總不忘提醒我們，功夫若是要練到有所成就，不外乎就是「外練筋骨皮，內練一口氣」。也就是說，除了肌肉、骨骼、皮膚的強化之外，更重要的是「氣」的鍛鍊。「氣」就是透過呼吸而產生的能量，因此，呼吸不再是單純的為了生存而進行的簡單動作，更是一門高深的學問。在呼吸吐納的過程之中，配合技巧的運用及方式的不同，進而追求其所帶來的效果與目標。

在郭醫師的這本著作《好好呼吸，甩掉老毛病！》中，除了帶給大家正確的觀念之外，也加入了日常生活中我們容易產生誤解或常不小心忽略的小細節，諸如飲食的方式及習慣的配合，都可以更有效的改善我們生活的品質，再加上呼吸技巧的練習，可以讓我們用最簡單的方式來調整身體的狀況，相信這本書可以為大家帶來健康的概念和健康的身體。衷心祝福每位讀者能夠透過本書達到身心健康的境界。

推薦序

了解「自心」

臺灣瑜伽提斯協會
創會會長
唐幼馨

很榮幸受邀至郭育祥醫生創辦的「自律神經失調症協會」擔任顧問一職，更欣喜郭醫師出版《好好呼吸，甩掉老毛病！》一書。

細細閱讀完此書，實在相當的祝福且推薦大家，不僅可以藉由此書獲得專業的健康知識，也可以得到如此珍貴的養生方法。

瑜伽在許多人的觀念裡只是伸展，但其中的精髓便在呼吸調息，不僅是用「口」呼吸，而是了解「自心」（息）。

Pranayama 是瑜伽的八肢功法中的第四肢，意味呼吸調息，也可以解釋為生命能控制法。完整的學習瑜伽並不是一開始就練習動作，甚至拗拗折折，每個次第都需要遵行且循序漸進，才能獲得瑜伽的真諦。

記得多年前，我曾聽到在洛杉磯有一位教導 Pranayama 的瑜伽導師開設三天的

workshop，當時我正閱讀他的著作，便是教導呼吸。整整的三天，只做一件事：「練習呼吸」。還在時差的我，在每次一吸一吐中，慢慢從疲憊、焦躁漸漸改變，僵硬的腰背也恢復彈性，感到通體舒暢。每個過程可以明顯的感受到，細胞似乎重生一般。我好享受這麼專心的呼吸，這是言語難以形容的感受。

之後也去了印度南邊的 Bangalore，跟淨化呼吸法大師 Sri Sri Ravi Shankar 學習，每天凌晨開始登上山坡練習靜坐呼吸，閉目時天空還是寂靜幽暗，到睜開眼時，柔和的陽光斜灑入靜心所，有時還映上彩虹，旁邊的鴿子偶爾的振翅飛翔，回憶著那段時光，我的身心似乎就處在天堂。

真是愛上呼吸！現在，我每天早晨都會花點時間練習呼吸，有一次我試著拿著鬧鐘，發現居然吸氣可到六十秒，止息（停止呼吸）六十秒，呼吸也六十秒，我的呼吸就如一縷絲線，可貴在止息的剎那，感覺到宇宙萬物的寧靜，似乎時空靜止，連空氣都凝結，我的眼淚如流水般落下！

推薦郭育祥醫師的新書《好好呼吸，甩掉老毛病！》給您，祝福每位讀者都能感到呼吸對您身、心、靈健康的完整好處。

自序

用呼吸找回平靜

行醫這麼多年，我不敢用「懸壺濟世」來形容自己。但當年踏入醫界的宣言：「病人的健康，為我的首要顧念……」我仍舊謹記在心，並奉為圭臬。多年來，我以醫師的身分，關心著診間的每一位患者，在自律神經失調的治療、研究上也有小小的心得。

現代人終日忙碌來回於家庭、工作、學校，龐大的生活壓力，促使各種大小毛病，如腰痠背痛、失眠、胸悶、焦慮、頭痛、疲倦……通通跑了出來，我的患者們也是如此。基於身為醫生的專業與敏感，我心中清楚這些老毛病，多半是由自律神經失調所引發。藥物治療在急性期是必要的，不過，進入緩解期之後，若想要徹底擺脫這些老毛病，就必須靠著「找回自律神經的協調性」才能解決。

為了鑽研於自律神經領域，我曾遠赴美國芝加哥，與世界級大師共同研究，希望藉由心率改變率來研究自律神經，並找到最佳治療方式。透過多方探討，我認為「好好呼吸」是找回自律神經協調性的關鍵。這也是為什麼，看診時我總不忘苦口婆心地告誡患者們：回家練呼吸。

古人認為，一個人的呼吸方式決定了他的生存方式。聽起來很誇張，但我越是深入研究呼吸，越認為這話可有道理了。現代科學認為大腦控管了身體反應。我卻認為，大腦比較像個執行者，而要啟動執行的開關，靠的是心。我們說「用點心」、「心不在焉」、「心有戚戚焉」，都說明了：心有反應，大腦才有反應。

那呼吸跟心又有什麼關係呢？你想想，心靜如水、心平氣和、心息相依，這些清楚解釋了呼吸跟心的關係：呼吸平穩，心就平穩；心平穩，呼吸也能平穩。當呼吸與心平穩了，大腦、自律神經就平靜了。

我們的身體，有著自己的節律，外來、內在的壓力，容易導致節律的紊亂，這時候生理運作就會跟著亂了起來，一堆大小毛病就跑出來。呼吸，能維持心的平靜、大腦的平靜、身體的平靜，讓身體找回該有的節律，維持健康，這也是我一再強調正確呼吸的最主要原因。

很多人可能都知道呼吸的重要，但真正好好呼吸的人並不太多。我希望透過這本書，讓大家對呼吸有更深一層的了解，從不同角度來看待呼吸。並且希望大家藉由此書，找到適合自己的呼吸方式，除了快快擺脫煩人的老毛病之外，還能找到更平和、健康的生活。

第1章

呼吸可以自療 1 精神與新陳代謝

- 學習三大基礎呼吸法：
  胸式呼吸、腹式呼吸、胸腹呼吸。
- 精神性問題如焦慮、失眠、疲倦，
  都可以用呼吸自療。
- 新陳代謝問題如肥胖、老化，也可以靠呼吸延緩。

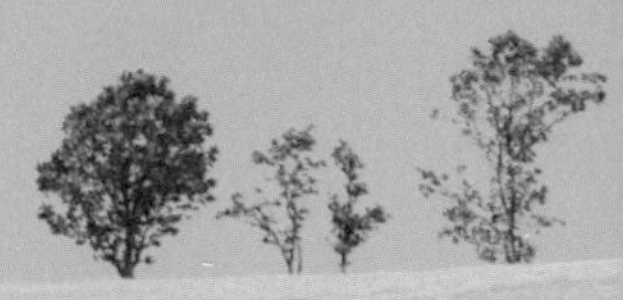

蠟燭多頭燒的生活模式，被視為現代生活的「常態」。這樣的常態生活，容易讓身心終日疲憊，久而久之，身體不堪負荷，大小毛病輪番出籠，諸如頭痛、肩頸僵硬、焦慮、失眠、腸胃不適……等。奇怪的是，明明就覺得不舒服，但每回身體健康檢查，報告中卻少見紅字，大多數的醫生也會告訴你：「還ＯＫ」、「目前沒大礙」，讓人不知道該歡喜（健檢過關），還是該憂愁（不適感仍在）。

我有許多患者屬於上面這一類人，他們經常被歸為「亞健康一族」。所謂的亞健康，簡單說來，就是介於健康與疾病之間，身體明明有大小毛病，不能算是健康的，但卻無法以具體的病症名稱論斷之。

亞健康一族多半有著從輕微到嚴重的「自律神經失調」問題（以下會再加以說明），因此才會飽受老毛病之擾，而輕微的自律神經失調，可以靠著呼吸來調節、保健。如果你也經常為頭痛、肩頸僵硬、焦慮、失眠、腹瀉、便祕……等問題所苦，那麼請一起來了解並練習，試著利用「呼吸」，來對付周身大大小小的各種老毛病。

1 三大基礎呼吸法

呼吸有很多種方式，至於什麼樣的呼吸方式，才是正確、理想的？沒有絕對的答案，也很難以一概全。每種呼吸都能為自己帶來好處，不同狀況適合不同的呼吸法。例如，在進行激烈運動時，身體急需大量氧氣，這時候胸式呼吸能幫你快速取得氧氣；身體處於平穩狀態時，則適合用腹式呼吸，或胸腹呼吸。

練習呼吸最忌諱就是「沒掌握精髓，只模仿樣子」，這樣效果會相當有限。接下來，我將在大家用呼吸調解老毛病之前，先針對最常見的三種呼吸法：「胸式呼吸」、「腹式呼吸」、「胸腹呼吸」，一一介紹，讓大家了解怎麼樣的方法，才較理想、正確。這是呼吸最基礎的三大方式，希望大家能逐一練習，找出最合適且舒服的呼吸法。一步一步慢慢來，讓深呼吸成為一種習慣。

1 胸式呼吸練習

胸式呼吸是一般人自然的呼吸方式，每個人每天大概會這樣進行上萬次。雖然，大家對胸式呼吸非常熟悉，但熟悉不代表就知道該如何正確進行。打個比方，我們每天都會走路，可偏偏很多人走路姿勢不正確，最後不是腰痠、腿痠，就是膝蓋痛、肌肉拉傷。練習胸式呼吸的道理就在這。仔細想想，既然我們每天都在呼吸，呼吸錯誤跟正確，所帶來的影響自然不在話下。

練習胸式呼吸，主要是幫助培養良好的呼吸習慣。雖然它不像腹式呼吸般，可以達到按摩腹腔內臟的效果，但胸式呼吸能幫助打開胸腔，刺激心臟、肺臟，此外，也能讓呼吸品質更好。

步驟：

1. 採坐姿，雙手自然放在大腿上，收小腹，抬頭挺胸，胸部自然舒展。
2. 先吐一口氣，再用鼻子緩慢吸氣，此時你會感覺到胸部慢慢鼓起，吸到適度飽滿即可。

3.用鼻子慢慢吐氣，此時胸部慢慢回縮，吐到自然停止即可。

4.重複步驟2、3，一共進行十五分鐘。

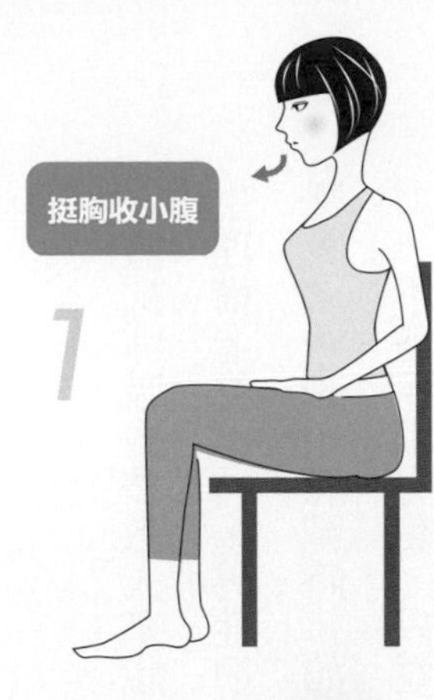

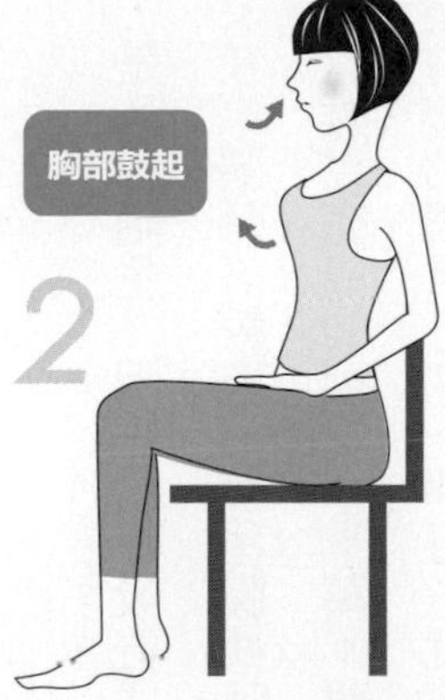

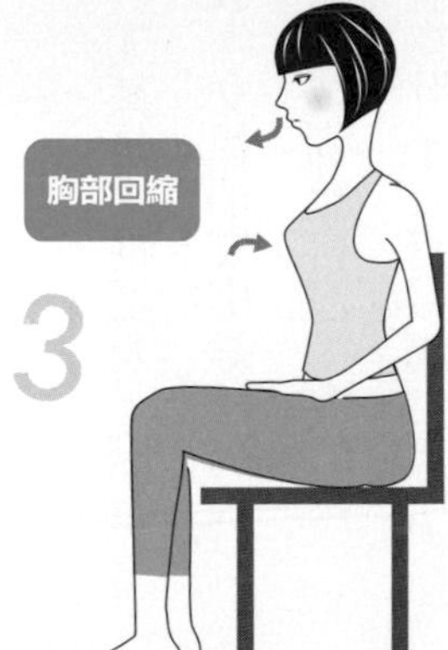

胸式呼吸重點：

◉吸氣時，胸部鼓起；呼氣時，胸部回縮。

◉維持兩邊鼻孔氣息流暢。若左右兩邊鼻孔出入氣息不平衡，代表體內也不平衡。慢慢調整氣息，糾正體內的不平衡。

◉吸氣時，不需要吸到百分之百。聽身體的話，身體告訴你吸夠了就好。若刻意吸滿，會造成氣息壅滯，影響呼吸流暢度。

◉吐氣跟吸氣一樣，不需要吐到百分之百。若將胸腔內的空氣全吐盡，不僅可能影響呼吸的轉換，還可能造成不適喔！

◉進行任何呼吸練習時，先吐一口氣再開始，會讓練習過程更順利。

2 腹式呼吸練習

腹式呼吸對多數人來說，是較為陌生、困難的呼吸方式，尤其是女性朋友。因為生理構造的不同，男性朋友在平躺時，較容易使用腹式呼吸，女性朋友則維持胸式呼吸。一開始練習時，如果有難以完成的感覺，千萬不要氣餒。別給自己太大的壓力，不需要求完美，只要盡力做到讓氣息往下即可。就算覺得肚子沒有鼓起也無所謂。慢慢練習，時間一久自然能看到成效。

腹式呼吸不論是坐著、站著或躺著，都可以進行。不過，針對初學者而言，躺著練習是比較理想的選擇。平躺時，我們的肩膀跟胸部會自然平貼在地上，若練習時，使用錯誤的呼吸部位（例如用胸腔呼吸），很容易就能察覺。這樣的姿勢，方便初學者邊練習，邊調整，並能幫助大家更快抓到腹式呼吸的訣竅。

腹式呼吸可以按摩到腹腔的器官，有益健康。此外，也有助於調節自律神經、穩定內分泌。一直以來，我非常鼓勵身邊的人練習腹式呼吸。只要能持之以恆，你就會發現自己越來越容易放鬆，身體越來越舒適。所有自律神經造成的不適，慢慢會消失。不僅身體健康，心理也跟著健康起來！

步驟：

1. 仰躺在地上，雙腳自然張開，與肩同寬。一隻手輕鬆放在地上，一隻手自然擺在肚子上。
2. 稍微張開嘴巴，慢慢將氣吐出來，此時肚子會有點往下凹陷。
3. 吐完氣後，閉上嘴巴，用鼻子慢慢吸氣。藉由想像力，讓空氣氣流往肚子跑，此時肚子會有點鼓起。
4. 等吸足了氣，再慢慢用嘴巴吐氣。
5. 重複吸氣與呼吸，共進行五分鐘。

腹式呼吸重點：

◉吸氣時，腹部鼓起；呼氣時，腹部回縮。

◉鼻子吸氣嘴巴呼氣。用嘴巴吸氣，氣息容易停留在胸腔，增加練習困難度。

◉肩膀盡量維持不動。

◉肚子自然脹起，不要刻意鼓起。

◉吸吐時間最好都能維持五秒，若有困難，則起碼維持四秒。一般最佳吸吐頻率為四至六秒。

◉進行任何呼吸練習時，先吐一口氣再開始，會讓練習過程更順利。

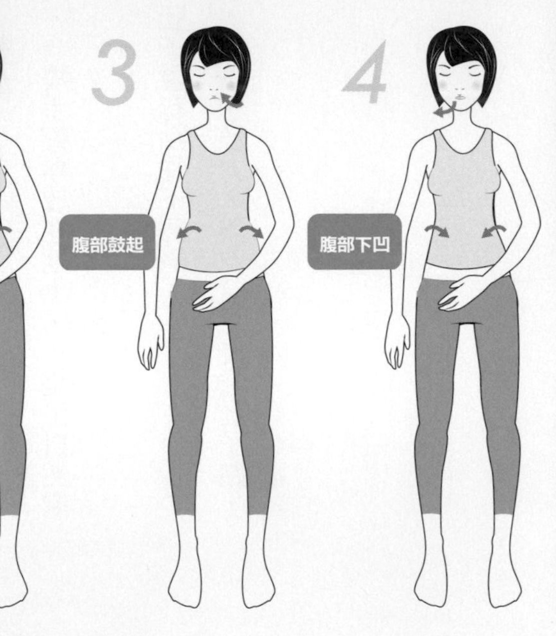

3 胸腹呼吸練習

胸腹呼吸是胸式呼吸的進階版，也是不錯的呼吸方式。藉由胸腔與腹腔的同時延展，我們所吸入的空氣量增大，身體所獲得的能量相對提升。

胸腹呼吸比較適合站著或躺著練習。躺著練習時，你可以試試看，在肚子跟胸腔上擺一本書，藉由觀察書本的起伏，來判斷自己的練習是否正確。練習時，不需要太過介意胸腔與腹腔是不是同時鼓起，「胸腔先鼓起，腹部再鼓起」、「腹部先鼓起，胸腔再鼓起」、「胸腔、腹部一起鼓起」三種方式都是可接受的。重點是記得要放鬆你的橫膈膜，讓腹部一起參與呼吸。

步驟：

1. 採站姿。雙腳打開，與肩同寬。
2. 稍微張開嘴巴，慢慢將氣吐出來。
3. 吐完氣後，閉上嘴巴，用鼻子慢慢吸氣。藉由想像力，讓氣息緩緩進入胸腔與腹腔，此時胸腔跟腹腔會稍稍鼓起。

4.等到吸足了氣，再慢慢用嘴巴吐氣，此時胸腔跟腹腔會一起回縮。

5.重複練習，共進行十分鐘。

胸腹呼吸重點：

◉吸氣時，胸、腹部鼓起；呼氣時，胸、腹部回縮。

◉鼻子吸氣、嘴巴呼氣。用鼻子吸氣才能讓吸入的氣息緩慢、深入。

◉吸氣別過滿，呼氣別過盡。吸到全然飽滿，吐到全部淨空，會增加呼吸練習的困難度。採用胸腹呼吸時，流暢度的掌控難度更高，若吸太滿、呼過盡，不利於練習。

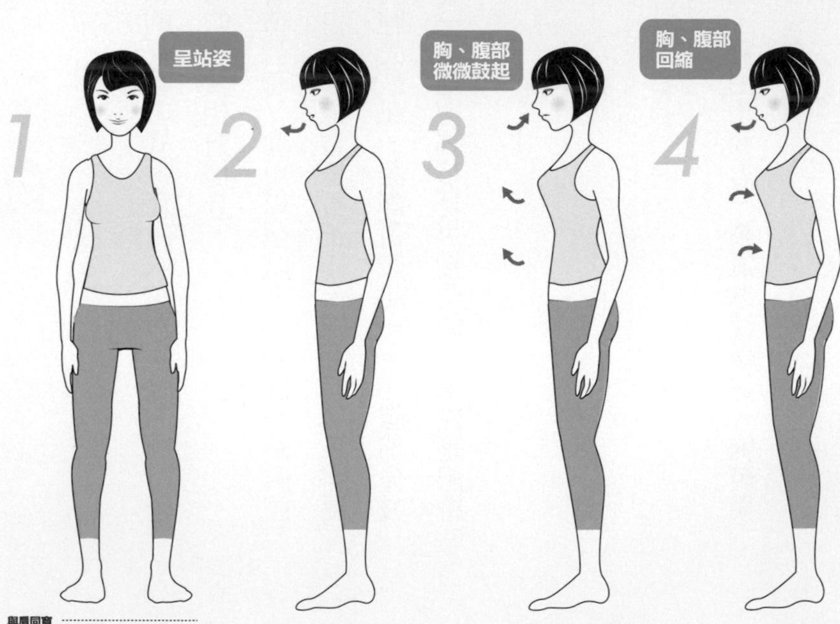

◉進行任何呼吸練習時，先吐一口氣再開始，會讓練習過程更順利。

學會了三大基礎呼吸法，我們就可以運用這三大呼吸法的不同變化，來解決許多甩不掉的老毛病。

2 焦慮

「郭醫師，我覺得我過得好累，好煩喔！大腦每天都處於開機狀態，永遠不關機。只要碰到重要的事，我不知道為什麼就會預期自己可能失敗，猛鑽牛角尖。擔心這個，擔心那個，害怕這樣做會得罪這個人，又害怕那樣回應會得罪那個人。所有悲慘意外在我腦子裡紛飛，然後就開始呼吸不順暢，頭很暈，身體不舒服……」

黃小姐，三十七歲，是我的患者，同時也是一個孩子的媽、充滿幹勁的粉領族、十項全能的老婆。在她的生活中，焦慮是最大的敵人，就像是個緊箍咒般，總是緊緊纏著她不放。

現代人大多數都跟黃小姐一樣，在生活中扮演著多重角色。女性朋友上一秒是獨立自主的上班族，下一秒馬上變身成為三頭六臂的媽媽、媳婦；男性朋友上一秒是獨當一面、呼風喚雨的主管，下一秒馬上變身成為趴在地上，陪孩子們玩遊戲的大玩具。我們使出渾身解數，企圖滿足每一個人，包括自己。這樣的生活，聽起來好有壓力。但，這就是生活，就連我也是過著這種生活。

壓力不可避免，總是會帶來焦慮情緒。但焦慮一定不好嗎？那可不一定。實際上，適度的焦慮甚至可以說是健康的。根據醫學定義，焦慮是一種為了因應威脅而產生的情緒反應。例如過馬路時，我們會因為擔心被車撞而些微焦慮，但正因為這種反應，讓我們提高警覺，避免意外發生。因此，別再視焦慮為毒蛇猛獸，適度的焦慮是好的，它能被轉換成一種動力，讓我們有效率地完成任務。

然而，當太多焦慮情緒無法適時消化時，就可能對健康帶來大影響，範圍涉及生理與心理層面。不少患者意識到健康狀況大不如前（大部分都是焦慮到睡不好，免疫力下降），想服用藥物來減輕焦慮，以改善健康狀態。但另一方面「藥物會傷身」的觀念又深植心中，因此顯得兩難。其實，先採用藥物治療，讓嚴重焦慮狀況立刻獲得改善，是很正確的做法！只要聽從專業醫師囑咐，好好配合用藥，大家真的不需要多擔此心。

我也常聽到患者說：「好焦慮，郭醫師，我可以用吃來解決我的焦慮嗎？」大快朵頤的確能帶來好心情，我也不反對適度品嘗美食，紓解積累的壓力。但前提是：你能控制得宜，不傷害身心。我知道，上班族常常靠大吃一場來解除壓力，可是，美食往往換來肚子上那一層又一層、你很想遮掩、害怕不小心跑出來的肥肉，對健康也是種負擔。認真分析起來，靠吃來解除焦慮，不算是個聰明的方法。

親愛的讀者，解除焦慮的方法很簡單：呼吸吧！好好呼吸，就會放鬆，就能趕走焦慮。倘若，你此刻也跟我的那些患者一樣，瞪大著眼睛，對「呼吸能趕走焦慮」這個說法充滿懷疑，不妨試著身體力行，看看呼吸怎麼趕走你的焦慮。

趕走焦慮呼吸法一：簡易腹式呼吸

「為什麼深呼吸可以趕走焦慮？」其實這和自律神經有關。

自律神經由「交感神經」與「副交感神經」所構成，它們分布於全身各處，從頭到腳都可以見到自律神經的蹤跡，兩者相互保持平衡，以維持人體內部的衡常。當我們情緒緊張、焦慮時，交感神經會過度興奮，而交感神經與呼吸密切相關。因為吸氣時，交感神經較活絡；呼氣時，副交感神經活絡。因此，焦慮時我們的呼吸總是又快又淺。

既然我們知道焦慮是因為交感神經太活絡，那麼想要減輕焦慮，自然要想辦法讓交感神經安定點。怎麼做？用腹部呼吸，順著原本的呼吸節奏，加長吐氣時間，氣吐得越慢越好。透過呼吸，我們可以告訴交感神經：嘿，別這麼緊繃。只要適度增加呼氣的時間，就能有效舒緩過度活絡的交感神經囉！

步驟：

1. 用鼻子自然吸氣。站著或坐著皆可，但別刻意改變你的呼吸節奏，吸氣。
2. 把空氣吸到肚子裡。發揮一下想像力，想像你把空氣吸到肚子裡。這時候，請務必鬆開你的橫膈膜，別讓它卡住呼吸。建議一開始花四秒鐘的時間吸氣。

（你可以試著將一隻手放在肚子上，感覺吸氣時，肚子隆起。做到這一點，你就成功了。）

3. 噘起嘴巴，慢慢吐氣。吐氣是趕走焦慮的重點，建議一開始花四秒鐘的時間吐氣。噘起嘴巴是為了讓你能清楚控制自己吐氣的速度，別吐太快。

4. 拉長時間。習慣了腹式呼吸後，你可以試著拉長吸氣與吐氣的時間，比例為一比一。例如，花五秒鐘吸氣，五秒鐘吐氣。

反覆幾次之後，你會發現自己的心跳似乎減慢，情緒也回復平穩，不再那麼焦慮了。這代表，你已經能夠用呼吸趕走焦慮了！

往後，若發現自己情緒不怎麼穩定、莫名其妙心浮氣躁、明明沒有人惹到你，心頭卻有股怒氣想要發洩時，記得：用腹部呼吸，加長吸吐時間。

趕走焦慮呼吸法二：貓式呼吸

在要爆炸的時候，幫自己安排個假期，到海邊躺在椅子上，聆聽海浪的聲音；到山上站在山頂，俯瞰腳下美景，實在愜意。在一段長期焦慮緊繃過後，能離開令你焦慮的情境、環境是最好的，不過這也是難度最高的。

能怎麼辦呢？我會建議你，暫時從規律的生活中游離。你一定會說：「可是，我沒時間出走啊！」其實，出走是一種狀態，出走真的不需要到很遠很遠的地方。你家的客廳、你家的書房、你家的任何一個小空間，就可以讓你出走囉！

例如，在家裡找一塊小空間，活動活動筋骨，透過身體的引導及恰當的呼吸，例如貓式呼吸法，來緩和自己的情緒。暫時脫離忙碌的生活，就是一種出走。

接下來，請跟我一起這樣活動，趕走焦慮。

步驟：

1. 四足跪姿。手掌、膝蓋貼地，手臂、大腿和地板呈直角，肩膀、脖子放鬆。
2. 慢慢吐氣，將背部拱起，頭放在雙手之間，眼睛看著肚臍。
3. 吸氣，回復成原來跪姿（步驟1）。
4. 吐氣，頭頂指向天花板，提起尾骨，使背部呈凹陷形。

5. 重複動作五分鐘。

學會了這個動作，你會發現，趕走焦慮並不難，你也會發現，辦公室桌上待處理的文件、家裡洗碗槽裡待洗的碗盤、洗衣籃裡待洗的髒衣服、眼前即將到來的升遷考試……再也無法左右你的情緒。

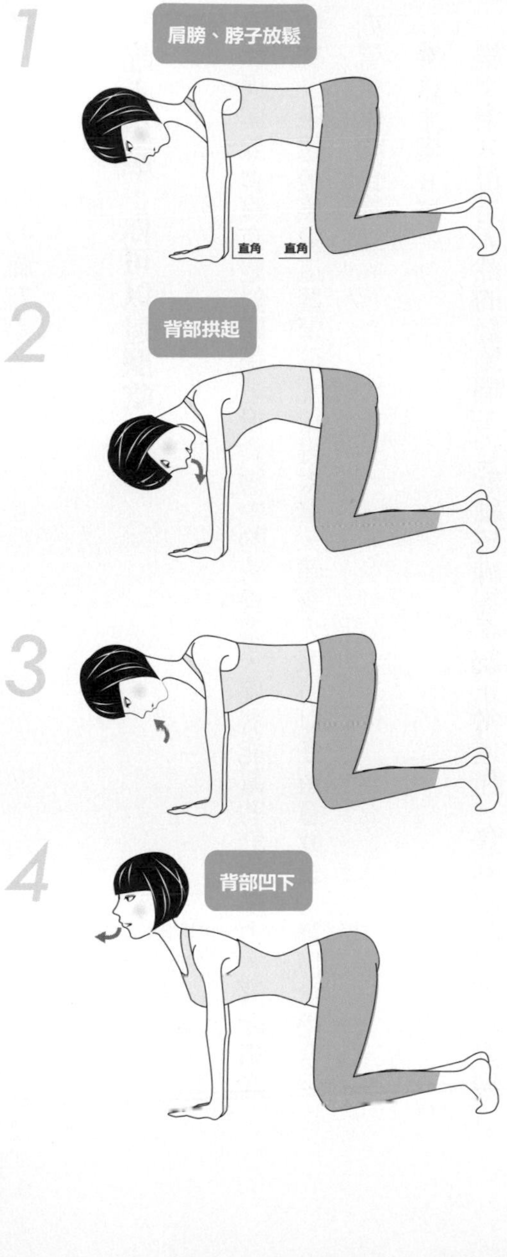

1 肩膀、脖子放鬆
直角　直角

2 背部拱起

3

4 背部凹下

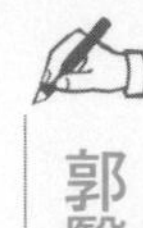

郭醫師貼心處方箋

趕走焦慮，你可以這麼吃

焦慮與飲食沒有絕對關係，但食物中的營養素，確實能幫助舒緩壓力，解除焦躁情緒。不想被焦慮這個緊箍咒鉗得太緊，建議大家可以多留意飲食，選擇食用含下列營養素的食物：

◉維生素B群

維生素B群是天然的舒壓劑，它能維持神經系統正常運作，達到消除疲勞、舒緩情緒起伏的成效。其中，維生素B_6能幫助大腦製造血清素，足量攝取，有助於維持好心情。

富含維生素B群的食物：奶蛋類、肉類、蔬菜類及全穀類食物。

◉鈣

鈣質是強化神經系統的重要礦物質，它能維持神經系統的正常感應，幫助調節心跳跟肌肉收縮。透過飲食，攝取充足的鈣質，有助於消除焦慮、安定情緒。

富含鈣質的食物：黑芝麻、小魚乾、豆類、牛奶及其製品、綠色蔬菜……等。

◉鎂

鎂是製造DNA的必要礦物質，除此之外，鎂能促進神經傳導及荷爾蒙反應，有助於放鬆肌肉，調節心跳，安定情緒，緩和焦慮。體內缺乏鎂的時候，你會很容易感到疲累，情緒也比較容易緊張。

富含鎂的食物：全穀類、綠色蔬菜、豆類、堅果類、牛奶及其製品、海鮮類。

◉色胺酸

色胺酸屬於一種必需胺基酸，是人體製造神經傳導物質的原料。色胺酸能幫助大

◉郭醫師小常識╳焦慮到什麼程度該看醫生？

✤焦慮症狀維持一個月，大部分時間都感到焦慮。

✤焦慮症狀影響日常生活作息，讓你感到很累、很辛苦。

✤合併出現其他自律神經失調症狀。

腦製造血清素及褪黑激素，以緩和緊張、不安的情緒，同時還能幫助入眠。足量攝取色胺酸，能夠讓你感到放鬆、心情愉快。

富含色胺酸的食物：堅果類、豆類、牛奶及其製品、蛋、香蕉……等。

◉維生素C

維生素C可幫助製造抗神經緊張的荷爾蒙，是舒緩焦慮情緒的重要營養素。人在情緒緊繃的狀態下，會分泌大量的腎上腺素，而維生素C是腎臟皮質脂酮合成的必要物質，因此，情緒緊張、焦慮時，體內的維生素C會大量消耗。俗話說「養兵千日，用在一時」，平常攝取足夠的維生素C，身體才有本錢對抗壓力與焦慮。

富含維生素C的食物：新鮮的蔬菜和水果，如芭樂、橘子、奇異果、柳橙、檸檬、草莓、番茄、甜椒、綠花椰菜、馬鈴薯、苦瓜、綠色葉菜類蔬菜。

3 失眠

說到失眠，我也是苦主。十年前一場嚴重車禍，不只在我胸口留下一道長長的「戒疤」，也讓我深切地體認到，什麼是失眠，以及失眠有多痛苦。

由於車禍撞擊力道太強烈，開完刀後我就被送入加護病房。為了觀察是否有腦震盪，醫師用藥格外謹慎，特別控制鎮定劑的劑量。於是我就在強烈的不舒服中，足足維持了四天的清醒，未曾闔眼。

在單調的、冷清的病房中，全身是傷的我動彈不得，異常疲累卻痛得無法入睡，唯一能做的事，就是雙眼緊盯著牆壁上的時鐘，看著秒針、分針、時針轉圈圈，心裡幾乎要羡慕起它們能自由自在，甚至是快樂的移動，很荒謬嗎？一點也不，任何人無需親眼看著時針轉了八圈、分針九十六圈、秒針……，只要連續三個晚上睡不好，必定就能體會這種歇斯底里，這就是失眠的痛苦啊！

每回只要碰到有失眠困擾的患者，向我訴說失眠之苦，腦海中就忍不住回想起自己當年的悲慘經驗。我深深了解失眠的痛苦。只要是長期失眠者，一定聽過類似的建議，「你就不要想太多」、「放輕鬆就睡得著」、「你就是不夠累才會失眠，白天要多運動啦！」我敢打包票，會這麼說的人，百分之百沒有失眠過！因為不了解失眠的痛苦，才會這麼輕鬆，脫口說出這些聽來無異風涼話的建議。

因為無法感同身受，我真心的認為，不曾體驗失眠之苦的人，並不適合給予睡眠的建議。「每個晚上失眠時，我都覺得好孤單啊！你知道嗎郭醫師，全世界都在沉睡，只有我清醒的感覺真的很差。」曾經有個患者對我這麼說。我懂，因為我也曾於半夜，望著牆上時針、秒針龜速慢爬，腦子清醒得不得了。

實際上，有失眠困擾的人一點都不孤單，在我的患者當中，三分之一以上的人有或輕或重的睡眠障礙，各個年齡層都有。根據調查，全臺灣約有三分之一的人，夜晚無法安枕。這數據跟我診間的「普查」結果不謀而合。

造成失眠的原因眾多，摒除慢性疾病所造成的失眠，現代人會失眠不外乎是因為用腦過度、情緒起伏太大、壓力、作息不正常。在大腦應該休息的時候，不讓它休息，腦神經運作太過活躍，刺激交感神經。當交感神經太亢奮，失眠就不請自來了。長期睡不好，對精神、身體健康都會造成不良反應。

我從不同的患者那裡聽到很多抗失眠方法，可說是五花八門。有些人習慣在睡前進行一場激烈運動，試圖把自己操到累趴，心想累了就一定不會失眠。殊不知，**劇烈運動有礙睡眠**。睡前若是拉拉筋，進行舒緩運動，能讓身體進入放鬆狀態，有益睡眠。但劇烈運動則相反，運動會提高新陳代謝，增加腎上腺素以及其他刺激性荷爾蒙的分泌，加重入睡的困難度。

另外有些人喜歡在睡前喝喝小酒。喝酒能讓人放鬆，如果是偶爾的失眠，或許有其效果。但倘若你是長期失眠，那麼建議你，千萬別再靠酒精入睡。**酒精會破壞睡眠結構**，也許最初能帶來鎮定，幾個小時後鎮定作用消失，換來的就是亢奮，導致你早早就醒來，且再也睡不著。再者，若因此對酒精上癮則更麻煩，戒酒甚至比入睡還要棘手、還難處理！

有人喜歡立竿見影的方式，也就是吃安眠藥。只要感覺今天「可能」又要失眠，就會在睡前服一顆安眠藥，企圖換來一夜好眠。你可能以為接下來我會說：「我反對服用安眠藥」。錯了，剛好相反。服用安眠藥，的確能幫助入眠，只不過，要懂得聰明用藥。

有些人害怕藥物的副作用，也害怕藥物傷身。實際上，長期睡不好、睡不夠，對健康的傷害更大。至於安眠藥如何聰明使用？這需要專業醫師的判斷。醫師會根據病患狀況，開立最合適的用藥，讓患者能睡得好又不傷身。大家無需過度排斥，甚至戴上有色眼鏡，歧視服用安眠藥者。請記住，嚴重失眠困擾請找專業醫生，若自行胡亂服藥，我同樣也不建議喔！

曾經有患者問我：「可以服用褪黑激素取代安眠藥嗎？它本來就是體內的激素，應該沒什麼副作用吧！」

褪黑激素是目前臺灣很熱門的抗失眠新選擇，但在美國至少已風行二十年以上。相較於安眠藥，它對人體的副作用可能較少，但卻不是每個人對褪黑激素都有反應。若有輕微失眠，或偶爾想要調整時差，服用褪黑激素是可以嘗試的方法之一。不過，目前市面上的製劑含量是否適合長期服用，仍是個問號。

當然，還是會有患者想要試試更自然的方式，例如數羊！數羊是一種單調的事，在某個程度上確實能達到催眠的效果（無聊容易讓人萌生睡意），只不過，失眠的人多半很在乎「睡不著」這件事。數著數著，越數越緊張，越數越注意到「自己還沒有睡意」這回事。隨著數目越來越大，頭腦反而越來越清醒，數到最後呢？當然還是失眠了！

那麼，還有什麼自然的方式可以助眠呢？答案是腹式呼吸。它極度有效。多有效？前一陣子，我在電視節目中示範，有位女患者看到之後就跟著做，那一夜輕鬆入眠。此後，她每晚就寢前，都會練習腹式呼吸，終於成功擺脫多年來的失眠困擾。當她極度雀躍地告訴我這令人振奮的消息時，我一邊替她感到開心，一邊也感到很納悶，既然問題都解決了，她怎麼還來我診所報到呢？結果這位可愛女士的答案很耍寶，她說：「我來找你簽名呀！」

◉郭醫師小常識╳何謂褪黑激素？

褪黑激素（Melatonin）是一種由腦部松果體（pineal gland）所分泌的激素。它能抑制交感神經，使人產生睡意，輕鬆入眠。通常，褪黑激素在夜間分泌，午夜時分泌量攀升，等到早晨就停止分泌。

幫助入眠呼吸法：仰式腹式呼吸

想要安穩睡上一覺，首先身體必須處於放鬆狀態。當交感神經作用太過強烈，身體還處於備戰狀態時，想要輕鬆進入夢鄉，恐怕很難如願。這時候，我們應該做的是別再刺激交感神經，並且呼喚副交感神經發揮作用，讓心臟跳動頻率稍稍減緩，讓體溫、血壓也微微下降，傳達「我準備好要睡覺了！」的訊息給身體，睡眠之神才有機會眷顧你。

腹式呼吸之所以能幫助入眠，是因為透過這種緩慢、細長的呼吸，我們能讓過動的交感神經安定下來，讓負責放鬆的副交感神經發揮作用，當身體逐漸安定下來後，自然而然就能放鬆，不再緊繃了。接下來，我將告訴你該怎麼做最有效。

步驟：

1. 躺在床上，這樣肚子的起伏較明顯，較容易領會腹式呼吸的重點。
2. 先輕輕吐氣。花五秒鐘，把體內的氣吐光。
3. 慢慢的用鼻子吸氣。盡可能放慢速度，花五秒鐘吸氣，但別勉強自己。

4.想像空氣進入肚子。此時從胸腔到橫膈膜都應該是放鬆狀態。你可以將一隻手放在肚子上，感覺肚子的起伏。若吸氣時，肚子能慢慢鼓起，你便離夢鄉更進一步了。

5.嘴唇放鬆，從嘴巴慢慢吐氣。這時候請專心吐氣，把大腦整個放空。能吐多久就吐多久，不用太在乎氣的長短。

6.重複進行五分鐘。

睡前進行腹式呼吸，一開始不用執著於吸氣、吐氣的時間。只要做到盡量放慢速度即可。當逐漸熟悉後，可以將吸氣、吐氣的時間調整成一致。例如花五秒鐘吸氣，就花五秒鐘吐氣。

習慣腹式呼吸後，手就可以輕鬆擺在兩旁，讓整個人成大字型（這是讓你好眠的良好姿勢之一）。只要能做到全然的放鬆，相信一夜好眠不再只是個奢望。

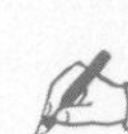
郭醫師貼心處方箋

幫助入眠的運動：後仰吐納法

運動之於睡眠，就像是把雙面刃。根據研究，養成運動習慣，有助於改善睡眠品質（針對並沒有失眠困擾的人而言）。但請注意，倘若你所進行的運動，屬於較激烈、體能耗費較大的運動（如籃球、有氧舞蹈等），運動時間必須在白天，或者是睡覺前四個小時。否則，激烈運動會促進腎上腺素分泌，反而會讓身體更亢奮，造成入睡困難。尤其，對於有失眠困擾的人來說，諸如此類的狀態更應該避免。

那麼，有沒有可以促進睡意的運動呢？放心，當然有。只要能讓身體放鬆的緩和運動，都有助於入眠。例如緩慢的深呼吸、瑜伽，或簡單的拉筋動作。

接下來，介紹一種有助於入眠的運動。下次如果不幸又碰到睡眠女神遲到，就別呆呆躺在床上翻來覆去了，不妨起身做一做「後仰吐納法」！

步驟：

1.俯臥，臉朝下。大腿合起來，內側稍稍夾緊，腳掌朝上，腳趾輕貼地面。

2.手肘彎曲放在胸部兩側，雙手手掌朝下並打開十指，將手掌與手指按住地板。盡可能讓手肘靠近身體兩側，避免外開。

3.吐氣，上半身慢慢起身，盡可能向後仰，想像脊柱正在延展。手臂打直，臀部夾緊、腳背和腳趾頭向下壓。

4.進行五次深呼吸。

5.慢慢轉一轉脖子，頭部整個繞圈後，趴下放鬆，休息三秒後，回到步驟1。

6.一共進行十次。

當我們專注在這個運動時，不僅肌肉、神經得以放鬆，還能暫時將睡眠難題拋在腦後。相信不用太久，睡眠女神就能聽到你的呼喚了。

沒有失眠困擾的人，若能在睡前做一下緩和運動，睡眠品質能獲得提升。有失眠困擾的人，更不能錯過這樣的方法。當然，倘若失眠已經影響日常生活，建議應該尋求專業人士的幫忙，先把失眠狀況解決才是首要之務！

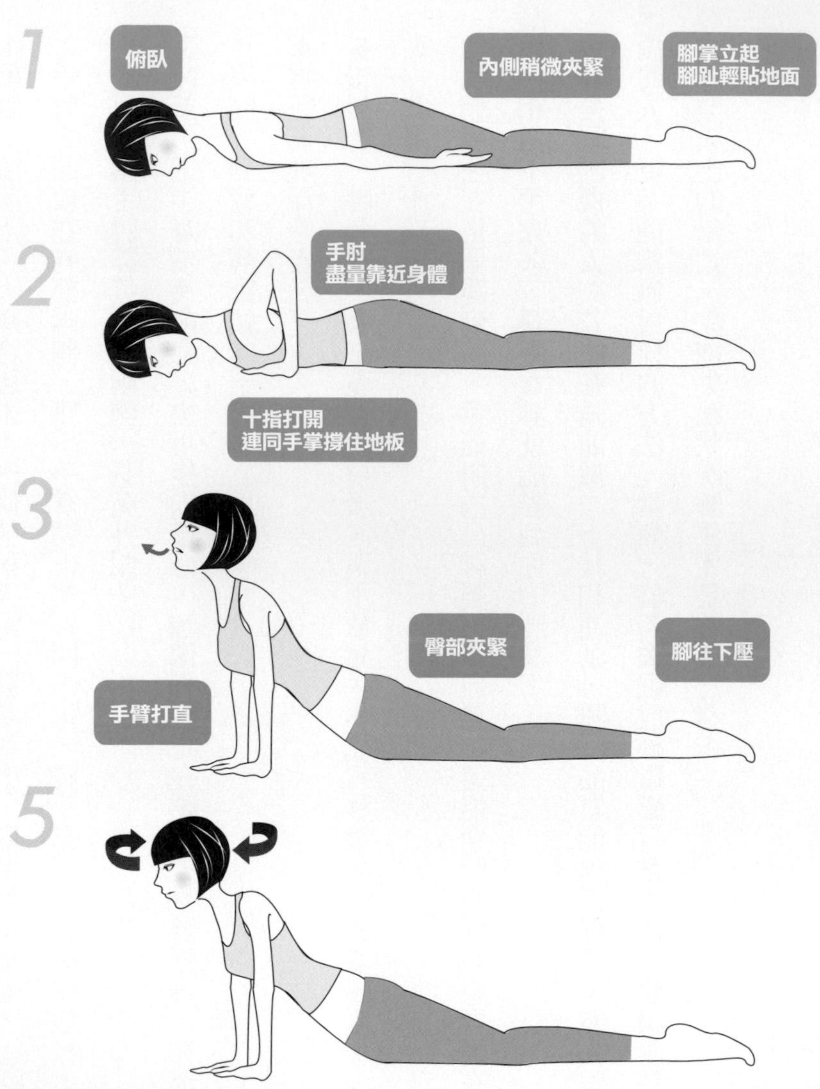
1
俯臥
內側稍微夾緊
腳掌立起
腳趾輕貼地面
2
手肘
盡量靠近身體
十指打開
連同手掌撐住地板
3
臀部夾緊
腳往下壓
手臂打直
5

預防失眠，你可以這麼吃

失眠可說是現在最普遍的文明病，治療失眠的方法有很多，飲食治療也是其一。在我們日常飲食中，有不少具助眠效果的營養素與食材。中醫有句話說：「藥補不如食補。」透過飲食，補充欠缺的營養素，安全無副作用。想要預防失眠，或者想改善睡眠品質的人，不妨試試。

要注意的是，助眠食材固然能幫助改善睡眠狀況，但如果分量吃錯、進食時間選錯，可是會適得其反喔！以下食物要盡量在三餐中食用，避免睡前進食。睡前進食，會使得身體在入睡後還要費力消化食物，這麼一來，睡眠容易變淺，反而影響睡眠品質。

◉鈣

鈣能強化神經系統的傳導反應，幫助調節心跳、肌肉收縮。補充足夠的鈣質，有助於安定情緒、消除緊張壓力，進而幫助入睡。

富含鈣的食物：綠葉蔬菜、牛奶及其製品、小魚乾、蝦米、奇異果、黑芝麻等。

◉鎂

鎂具有調節神經細胞與肌肉收縮的功能，是能安定情緒、消除焦慮的營養素。飲食中若缺乏鎂，會容易緊張、情緒起伏較大。這些反應都會加重入睡困難。

富含鎂的食物：全穀類、綠色蔬菜、豆類、堅果類、牛奶及其製品、海鮮類。

◉色胺酸

提到助眠營養素，絕對不能遺漏色胺酸。色胺酸是一種天然的氨基酸，它是大腦製造血清素的原料。血清素是一種神經傳導物質，它能減緩神經活動，讓人安定放鬆，有效促進睡眠。色胺酸屬於人體無法自行合成的營養素，必須透過食物才能攝取。有失眠問題的人，一定要攝取足夠的色胺酸。

富含色胺酸的食物：肉類、牛奶及其製品、豆類、堅果類（以葵花子、芝麻、南瓜子含量最高）、香蕉……等。

◉醣類（碳水化合物）

醣類是身體組織能量的關鍵來源，也是助眠的好幫手。我們都知道，攝取足夠的色胺酸，身體才能製造血清素。想要讓色胺酸發揮更強大的效果，則需要醣類的幫助。醣類會刺激胰島素分泌，胰島素則能協助較多的色胺酸進入腦中，合成血清素，達到幫助入眠的效果。

富含醣類的食物：一般說來，單醣助眠效果最好，但也最容易造成肥胖、讓血糖升高。建議可選擇多醣類的食物，如五穀根莖類。

◉維生素B群

引發失眠的原因眾多，若罪魁禍首是煩躁不安的話，可以多攝取富含維生素B群的食物。維生素B群能維護神經系統的穩定，具安穩情緒的療效。想要有足夠的精力面對忙碌的生活及鬧哄哄的大腦，絕對需要維生素B群助你一臂之力。

富含維生素B群的食物：奶蛋類、肉類、蔬菜類及全穀類食物。

◉鋅

鋅屬於礦物質微量元素之一，雖然身體對它的需求量不大，但它卻是維持生理正常運作不可或缺的營養素。鋅的主要作用是幫助成長發育，因為它有助於大腦神經細胞的代謝作用，故對改善失眠有所幫助。

富含鋅的食物：海鮮、肉類、全穀類、堅果類。

◉郭醫師小常識╳怎麼樣的失眠狀況該就醫？

一個星期超過三天，持續一個月以上，面臨下列三個狀況中的任一項，建議應就醫找出問題點。

✤入睡困難。 ✤睡眠中斷，無法持續入睡。 ✤過早醒來。

4 疲倦

「郭醫師，我好累！整天都超疲倦的。」

「好累」似乎變成了很多人的口頭禪，看診的時候，這句話總是三不五時從患者口中飄出，不管是學生、粉領族、家庭主婦，還是白領族。而且通常在說「好累」時，一定會搭配上一個莫可奈何的表情。

親愛的讀者，你也跟他們一樣，累了嗎？

處處充滿競爭、凡事趕進度的生活，壓力可說是無所不在。長期被壓力打壓的人，若學不會紓解壓力，會讓疲勞不斷累積，最終引發自律神經及內分泌失調，我的多數患者都屬於這類族群。而自律神經、內分泌失調，又會影響生理反應，加重疲勞感，使得一切陷入一種惡性循環。

或許是因為大家很習慣「累了」，行醫這麼多年，我發現每個人對「全身疲憊、提不起勁」這個狀況的警覺度並不高（或者該說，接受度很高）。多數人都認為那很正常，幾乎沒有人會重視「累了」這個感覺，也不認為它是身體對你所發出的警訊之一。

「只要休息一下就好了啦！」經常感到疲倦的A患者曾經這麼想。只不過，很詭異的是，他漸漸發現休息不見得會趕走疲倦感。有時候他常覺得，雖然自己什麼事都沒做，但身體好像就是停不下來，沒有在休息。

「累的時候，抽一根菸就行！」B患者累的時候曾經這麼做。尼古丁是一種興奮劑，抽一口菸的確能讓人精神變好。不過，很可惜，那是短暫的效果。再者，抽菸會阻礙氧氣的輸送，抽完菸回到工作崗位上，只怕更昏沉。

「撐不住的時候，我就用酒麻痺一下自己。」時常處於疲勞狀態的C患者向來這麼做。酒是不少人的好朋友，如果你是好酒人，我一點都不反對偶爾喝喝小酒，怡情養性一番。但如果在勞累了一天之後，想要用酒精來鬆弛神經，恐怕會讓自己更疲乏，感覺不會更好，只會更糟。

「茶、咖啡一定要的啊！不然怎麼撐下去。」D患者在疲勞的時候一定需要這兩種飲品。茶、咖啡中的咖啡因，可以刺激中樞神經、交感神經，讓人感到興奮。但這種興奮是短暫的，無法長久持續，且倘若過量，反而會感到睏倦。另外，咖啡因的確有提振精神的效果，但過量的咖啡對身體是種負擔，可能引發注意力不足、過動、失眠、血壓上升、心跳加速、分泌壓力荷爾蒙等現象。

有沒有一種方法，是持續進行，可以不傷身又能有效舒緩疲勞的呢？當然有，那就是緩慢呼吸。

每個人對於疲勞的忍耐度、接受度不同。我最擔心的，就是那些比較「ㄍㄧㄥ」的人。這些人最習慣拖著疲憊的身軀，強打起精神，與疲勞展開長期奮戰，似乎是想要用意志力來戰勝疲勞。堅持的態度固然值得獎勵，但刻意忽視疲勞就顯得太傻了。要知道，當疲勞不斷累積，身體會出現各種障礙跟不適，後果不容小覷。

來吧！一起來緩慢深呼吸吧！

改善疲勞呼吸法：想像淨化呼吸法

忙碌的生活，使得我們無形中像個陀螺，每天轉個不停。這般生活，難免使人情緒緊繃，導致交感神經過度旺盛，造成「身體累了，腦子卻停不下來」的現象。相信多數疲勞的人，應該都有過類似經驗。這時候，我會強烈建議拿出以「緩慢呼吸」為主要訣竅的「想像淨化呼吸」法寶來。

在進行「想像淨化呼吸法」時，呼吸的重點在於「緩慢」以及「想像」。透過想像，慢慢將吸入的氧氣傳送到身體每個角落，由頭至腳、從裡到外，達到全身呼吸的目的。如此一來，能幫助血液循環，用深呼吸來放鬆肌肉、降低心跳、血壓，使全身舒暢，並使氣血充足，疲勞就會被請走囉！

想靠呼吸趕走疲勞，可以參照下面步驟，慢慢來，就能感受緩慢呼吸的威力了！

步驟：

1. 坐於椅子上，手腳自然擺放。
2. 用鼻子慢慢吸氣。發揮想像力，想像能量正進入體內，讓人感到舒服。
3. 稍微憋氣。閉氣止息約一至三秒，想像能量傳遍全身，細胞因此活躍。
4. 噘嘴吐氣。想像毒素都排出體外。分成三次慢慢吐。
5. 重複動作。共進行五分鐘。

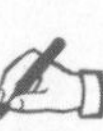

郭醫師貼心處方箋一

改善疲勞的伸展操：伸展脊椎操

「運動有益健康，運動能刺激大腦分泌腦內啡、促進身體代謝功能，將體內廢物排清，趕走疲勞，提升免疫力。」在這個知識爆炸、養生概念盛行的今日，關於運動的優點，大家都能默念出幾大項。只不過「知易行難」，運動好處一堆，但能實際「身體力行」的人，寥寥可數。尤其朝九晚五的上班族，對運動更總是三分鐘熱度，經常「兩天捕魚、三天曬網」。

如果你剛好也是「成天掛念著要運動，卻又遲遲沒有行動」的人，看到我的建議，一定會非常開心。沒錯，我可以說是懶人救星。每回看診，從不對患者提出「用運動改善疲勞」的建議，一方面是因為我知道，大家都非常聰明，早就知道這個道理，如果能做、願意做、做了有效，也不會出現在我的門診。

另一方面是因為，我打從心底不認為那是「人人皆適用，可有效趕走疲勞」的好方法。「很難擠出時間運動。」、「我都快累癱了，哪還有氣力再動啊！」許多專家會說這些都是藉口，可我卻認為那再真實不過了。究竟有沒有其他辦法，可以為又忙碌又疲累的現代人緩解疲勞呢？當然有，請看以下的懶人運動法。

步驟：

1. 面對牆壁，雙手打直，按在牆壁上。腳尖與牆壁的距離，大概是身高減五十公分。這時候你的身體自然呈現傾斜狀態。
2. 慢慢吸氣，將腰、臀部往後拉，雙手配合往下，腰越來越彎，直到身體與地板成平行狀，盡量做到即可。

3. 慢慢吐氣，盡可能伸展脊椎和腳底。

4. 維持動作兩分鐘，並深呼吸。吐氣時，盡量伸展。

5. 視自身狀況，重複前面步驟，直到身心舒暢、肌肉放鬆為止。

解除疲勞的懶人運動法，主要是透過肢體動作來打開胸腹。呼吸的時候，不需要侷限於腹部呼吸，若能一同運用胸部呼吸會更好。當然，倘若你十分熱愛運動，那麼我絕不反對你每天抽出時間來，到戶外走一走、動一動。在我的觀念裡，運動是一種嗜好，不應該勉強自己。勉強進行效果也不會理想！若真的不愛到戶外跑、跳，在室內伸展筋骨，認真練習呼吸，效果也很好唷！

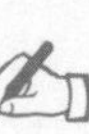

郭醫師貼心處方箋二

消除疲勞，你可以這麼吃

享受美食的確可以稱得上是一場身心靈的饗宴，但是，小心！吃錯東西可是會讓你越來越疲勞喔！接下來，請大家一起來關心一下，該怎麼吃才能消除疲勞。

◉**多攝取新鮮蔬菜、適量的水果：**新鮮蔬果通常富含維生素C，能幫助消除身體中的乳酸，減少痠痛。此外，疲勞的時候，細胞容易氧化，維生素C能幫助掃除體內的自由基，達到抗氧化的效果。深綠色的蔬菜，如綠花椰菜、地瓜葉；柑橘類水果，如柳丁、橘子、葡萄柚等是大家最理想的選擇。特別提醒，水果

◉**郭醫師小常識╳怎麼樣的疲勞該看醫生？**

睡眠不足、營養失衡、生活習慣不良是引發現代人疲勞的主因，通常經過一段時間調整，疲勞狀況都會獲得改善。但身體、心理生病，也有可能引發疲勞。若下列症狀持續三個月，經調整仍未見改善，建議就醫，請求專業醫師找出原因，並加以治療。

✤頸部淋巴節腫大。 ✤情緒低落。 ✤常睡得不安穩，睡眠品質不佳。

✤每天都覺得很累。 ✤經常性頭痛。✤肩頸肌肉痠痛。

✤精神無法集中，影響生活、工作或課業表現。

中的果糖易使血糖上升，適量食用即可。

◉**蛋糕、餅乾少吃**：精緻的蛋糕、餅乾，向來是女性朋友的最愛。不過，這類食物容易影響腎上腺素的起伏，也易促使人體釋放大量胰島素，在血糖值急速下降的狀況下，我們就容易感到疲倦。建議可改為食用米飯。米飯可提供適度的飽足感，熱量也不高，是理想的選擇。

◉**多喝水**：水能幫助身體代謝，在疲勞的時候喝口水，還可以讓思考更敏捷，並且舒緩身體的倦意。現代人喜愛喝含糖飲料，而不愛喝水，這實在不是個良好的飲食習慣，應該要調整一下。經常有人問我：「郭醫師，我可以喝冰水嗎？」當然可以！古人說「冰水寒，傷身」，我認為那只是古人所提出「可能的假設」。真正原因是沒燒開的水不潔，含有細菌，才會傷身致病。冰冷只是一個美麗的誤會。至於太熱的水，容易傷害食道，喝水時要注意。

◉**均衡飲食**：營養不均衡也是造成疲勞的原因之一。每種食物所含營養素皆不同，我們的身體需要各種營養素的支持，才能維持正常的生理運作。營養不均衡，造成生理運作及代謝的不正常，當然就容易產生疲勞感。

◉**適量攝取海鮮類食物：**海鮮類食物如貝類、甲殼類富含鋅，對於身體成長、發育以及代謝來說，是重要的營養素。它參與蛋白質的合成與修補、穩定身體的血液狀態、維持體內的酸鹼平衡，還能消除自由基的破壞，增強身體的免疫力。足量但不過量的攝取，對維持健康、消除疲勞有益。

5 肥胖

最近，我的門診多了一群飲食失控的人，以女性朋友居多。為什麼我用「飲食失控」來形容他們呢？是因為這些人不約而同，都有「暴飲暴食」的行為出現。自律神經失調，使得身體接受到錯誤的訊息，這些朋友明明已經吃下很多食物，原本該是副交感神經出場的時刻，交感神經卻仍舊不退場，導致嘴巴停不下來，吃下過量的食物。攝取過多食物，熱量轉換成女生們最討厭的肥油，慢慢在身體各個部位堆積起來，久而久之，身材就日漸走樣啦！

愛美是人的天性，女性朋友們無一不追求迷人曲線。太胖了怎麼辦？你一定無法想像，我從患者所提供的資訊裡，蒐集到多少減肥妙方。蛋白質減肥法、水果減肥法、吃減肥藥、吃瀉藥、絕食減肥法，甚至是催吐，我只能用「瞠目結舌」來形容我的感受。

我佩服女性朋友的毅力，但我不得不呼籲：「別再扮演減肥烈士先鋒隊啦！」想要控制體重沒有那麼困難，重要的是找出癥結，再持之以恆，運用自然、溫和的方式來瘦身，才會有效果，也才能避免永遠在「忽胖忽瘦」的循環裡打轉。

瘦不下來，怎麼辦？很簡單，好好呼吸就對了！別再嘗試那些激烈的減肥方式了！五年前的我曾經失控胖到八十七公斤，不過，我只花了七個月的時間，就甩掉了二十公斤的肉，一直維持到現在。想要瘦，聽我的意見準沒錯！

食慾控制呼吸法：想像飽食呼吸法

「呼吸也可以減肥」聽起來似乎有點扯？但你沒看錯喔！為什麼呼吸可以減肥？

我們可以從兩方面說起：自律神經與大腦。

我們都知道，呼吸可以調整自律神經，讓失衡的交感與副交感神經，回復到合作無間的狀態。自律神經失調會導致食慾大增，這跟失眠有關。通常自律神經失調的人，都會出現失眠的症狀。失眠會讓我們流失能量，使得中樞神經發出「補充能量」的訊息，最後，我們就會發現自己無法控制地一直進食。不過，這問題很容易解決，只要利用呼吸來調整自律神經，「食慾大增」自然會被擊退。

此外，進行腹式呼吸能刺激腸胃道，令它發揮正常功能。一般人對於腹部的印象，不外乎是「吸收與消化的場所」。實際上，腹部可不是個這麼簡單的角色。經研究證實，它的功能複雜，且與大腦直接連結。腹部能製造免疫細胞、神經傳導介質（例如主宰情緒的血清素）。透過腹式呼吸，我們還可以穩定情緒，這對於維持自律神經的平衡，有著幫襯作用。

倘若，你因為自律神經失調而暴飲暴食、因為壓力大而狂吃，那麼你一定要跟著我一起來進行「食慾控制呼吸法」。

步驟：

1. 坐在椅子上，背打直，閉上眼睛。
2. 噘嘴，吸氣。想像自己正用吸管吸取營養湯汁。此時，腹部會慢慢鼓起。
3. 憋氣。想像養分和氣正在體內流動。
4. 用鼻子緩緩吐氣，想像將殘渣排出體外。
5. 熟悉之後，可以拉長憋氣時間。

一般說來，我們鼓勵用鼻子吸氣，不鼓勵用嘴巴吸氣。但「食慾控制呼吸法」之所以會採用嘴巴吸氣，是為了讓大家更容易發揮想像力。倘若用鼻子吸氣無礙於你的想像，那麼用鼻子吸氣也很棒。

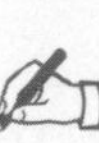

郭醫師貼心處方箋一

打敗肥胖的伸展操

在這個標榜著身輕如燕的年代，瘦不下來、復胖大概是愛美人士的夢魘。每個人都努力著要從「瘦身→復胖→瘦身→復胖」的輪迴中脫離。實際上，若是方法正確，任何一個人都能擺脫減肥失敗的命運。

我們都知道，運動是打擊肥肉的不二法門。但或許你還不清楚，脂肪燃燒需要氧氣，在運動時若能搭配呼吸，讓身體處於「有氧狀態」，運動過程中脂肪的燃燒效率會更高，如此一來，肥肉才會消失不見。在這裡也提供幾種輕鬆的健美操，讓大家能瘦得健康、瘦得容易！

運動一：美背舒壓操

步驟：

1. 採站姿。雙腳打開，與肩同寬，十指交握於背後。
2. 用鼻子緩緩吸氣，雙手十指交握，往上抬。頭微微向後傾，幅度不需要過大。
3. 用鼻子緩緩吐氣，快吐完時，慢慢將手回復原位，放下維持交握，自然擺於身後，頭也回到原位。

4. 重複十五次。

十指交握

與肩同寬

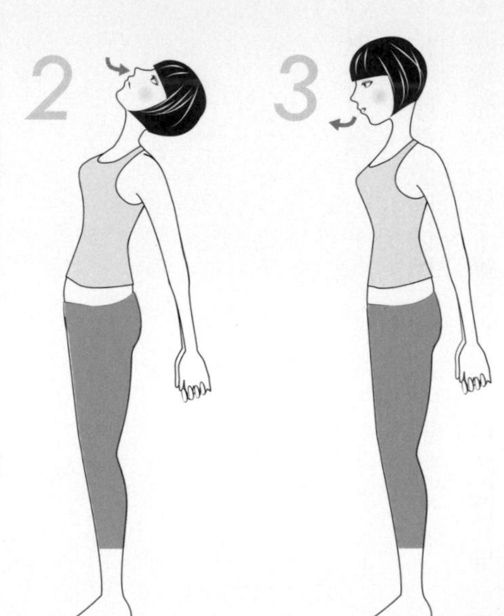

運動二：瘦腿畫圓操

步驟：

1. 輕鬆躺著，雙腿自然伸直，雙手放在身體兩側。
2. 右腿抬高，與地面垂直，腳尖朝上。進行腹式吸吐運動一分鐘。
3. 用鼻子吸氣，右腿打直慢慢畫一個半圓。

4. 吐氣，完成另一個半圓。用鼻子吐氣，動作一樣緩慢，把剛剛剩下的半圓畫完。這時候，腹部應該會痠痛，這個動作能同時緊實大腿和腹部。

5. 右腿畫圓五次，記得前半圓吸氣，後半圓吐氣。

6. 換左腳畫圓。一樣進行五次。

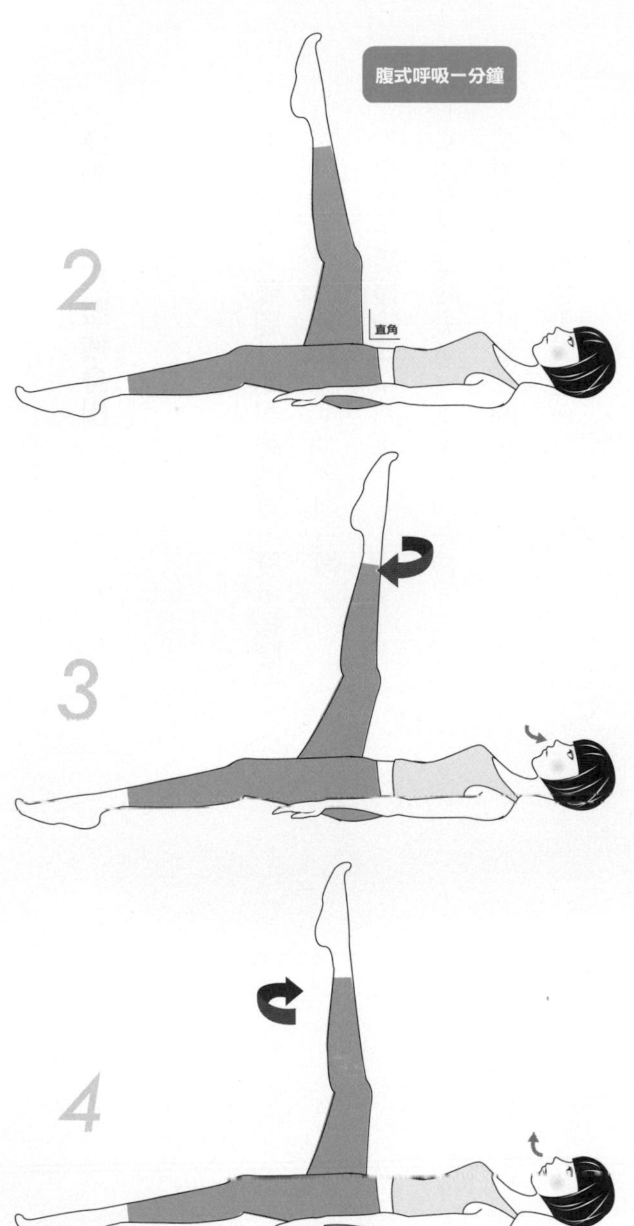

運動三：扭腰瘦身操

步驟：

1. 採站姿。雙腳打開與肩同寬，雙手插腰。
2. 用鼻子緩緩吸氣，上半身向右轉。
3. 用鼻子緩緩吐氣，回正。
4. 用鼻子緩緩吸氣，上半身向左轉。
5. 用鼻子緩緩吐氣，回正。
6. 左右反覆各十五次。

運動四：窈窕呼吸操

步驟：

1. 採站姿。雙手交握，高舉過頭。雙腳打開，與肩同寬。

2. 雙腳腳尖踮起。視自身狀況決定踮起的高度，不需要太勉強。
3. 進行腹式呼吸。用鼻子慢慢吸氣，慢慢吐氣，維持五分鐘。

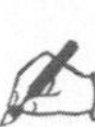

郭醫師貼心處方箋二

瘦要瘦得健康、瘦得安全才有意義，否則只會永遠在瘦身、復胖中循環，又或者空有一副「狀似」纖細的外在，內在卻是油膩膩（體脂肪過高）。

飲食是減肥大計中的一大學問。均衡的營養攝取，才能維持生理正常的新陳代謝，新陳代謝狀況良好，身材才能勻稱。現在就請大家一起來看看，怎麼吃，才能吃得瘦、吃得健康！

◉**多喝水**：想要減肥的人，每天要喝充足的水，攝取量至少兩千毫升。無糖、無熱量的白開水是最理想的選擇。根據研究顯示，水可以刺激交感神經作用，增加熱量的消耗。若在飯前半小時喝一杯水，則有助於控制食物的攝取量。此外，多喝水也能促進排毒、新陳代謝，對健康有益。特別提醒，雖然喝水好處多，但大家可別為了要減重而過量飲水，以免導致電解質不足、胃腸不適等問題。建議單次喝水量控制在二五〇毫升以下，每次間隔三十分鐘以上。

◉**遠離高熱量食物：**一般具有健康概念的人都知道，想要減重，必須遠離高熱量食物，如蛋糕、麵包、冰淇淋等。我在這裡想要特別提醒的是，有些食品強調健康，但想要減重的人不能不注意其熱量問題，例如市售優酪乳、豆漿、優格。這些飲料糖分含量高，攝取越多恐怕體重越重。

◉**多米飯少麵食：**麵食類食物，如麵、鍋貼、水餃等，較不容易有飽足感，容易讓人一不小心就攝取過量。建議想要控制體重的人，多選擇米飯作為主食。

◉**早餐可視情況省略不吃：**經常看到「早餐很重要，一定要吃」的論點，但我認為，早餐該不該吃，應該因人而異。倘若你是個朝九晚五的上班族，剛好又想要減重，那麼不吃早點的確省錢又可以減肥。現代人習慣西式早點，分量不多熱量卻高，有礙體重控制。再者，現代的工作型態，大大縮短了早、午餐時間的距離，「舊熱量」還沒消化完，「新熱量」又注入身體，想要瘦也很難。當然如果你是屬於「天微亮就起床工作」的族群，早餐就顯得很重要了。所以我說視情況而定！

特別提醒愛美的女性朋友，別一味控制飲食、追求低卡。長期熱量攝取不足，基礎代謝率會下降，如此一來，瘦身成果不僅難以維持，且還很容易復胖。

6 老化

「郭醫師，為什麼我覺得我這一陣子老得好快啊？身體功能一個個出狀況，就連皮膚也變得好粗糙喔，難看死了！」

今年三十八歲的陳小姐，是個打扮新潮的粉領族，在我眼中她依舊是亮麗動人的，只不過，她眼中的自己卻是「大不如前」。

老化是必然的，但對於「迎接老化」，幾乎所有人都排斥。身體如同一部機器，用久了自然會磨損，這也是老化發生的原因，而高壓力的生活模式更加速老化。

就拿陳小姐當作例子吧！自律神經的失調，使得失眠、頭痛、食慾不振、肩膀痠痛、脹氣等不適症狀，輪番上陣，讓她身心俱疲。情緒不穩，影響內分泌，皮膚、體型漸漸變了樣，不知不覺就老化了。

當然，老化不只樣貌上的改變，生理改變也是指標，例如：以前不管怎麼大吃特吃，都很難影響身材，現在剛好相反。就算嚴格控制飲食，身材還是像吹氣球一樣膨脹了起來；以前再怎麼熬夜，隔天依舊可以精神奕奕，面對工作挑戰，現在完全不行；以前傷口復元速度很快，現在則像老牛一樣慢吞吞。新陳代謝減緩，身體由內到外，修復功能都大不如前，這也是老化現象。

加速老化的原因眾多，自律神經失調只是其一，其他如慢性病纏身、生活作息不正常、飲食不當等，都是原因。

很多人都知道，自由基是造成老化的元凶，也知道具有抗氧化效果的營養素，能夠對抗自由基。於是乎，人手一罐抗氧化保健食品，想到就吞一顆。嘿，親愛的讀者們，保健食品不是仙丹，真的沒有必要這樣吃。

沒有人能夠倒轉生理時鐘，抗氧化劑也不行。但我們可以透過簡單的深呼吸，來幫身體進行排毒，提升新陳代謝率，讓細胞老化速度慢一點，讓自己年輕久一點，健康久一點。

延緩老化呼吸法：活力腹式呼吸法

青春不老，是所有人的希望，但說穿了，這只能是個希望（起碼現在的醫療科技還無法幫我們實現這個夢想），截至目前為止，人類依舊逃不了老朽的命運。但好消息是，延緩老化絕對是可能、可行的。更重要的是，透過自然方式就能達到目的，例如，深呼吸。

用腹部緩慢的深呼吸，可以幫助身體攝取最大的氧氣量，除了促進新陳代謝，讓廢棄物排出體外，達到淨化之外，也能將足量的氧氣送至身體各組織細胞。當細胞獲得充分營養，自然能健康有活力，成功擊退老化！

再者，腹部是人體最大的免疫器官，採用腹式呼吸，能活化免疫細胞，提升抵抗力。想要保持健康身體以及年輕光彩，不再只是個夢。

步驟：

1. 用鼻子吸氣，可以站著或坐著，重點是放鬆肩膀，但挺直腰桿。
2. 鬆開你的橫膈膜，把空氣吸到肚子裡，可試著吸氣四秒鐘。
3. 憋氣八秒或十二秒，如果有些困難的話也沒關係，盡量拉長憋氣時間即可，別讓自己憋得臉紅脖子粗。一切以自然為原則。
4. 花四秒時間，把空氣吐出來。你可以噘起嘴巴來慢慢吐氣，這樣有利於控制吐氣的速度。
5. 重複動作五次。

最佳抗老伸展操：舒展彎腰操

俗話說，要活就要動。我說，要年輕就要動。我們身體的變化，比想像中還快。很多人都以為身體到了三十五歲才會開始走下坡。錯囉，其實大概從二十五歲就開始了！

根據我的觀察，現代人粗略可分為兩類：一種是熱愛健身型、一種是懶得動型。倘若你以為熱愛健身型的人，看起來一定比較年輕，那你又錯了！過猶不及，拚命大量的有氧運動，容易透支體力，使身體產生大量自由基，反而老化的更快。但不運動容易使新陳代謝減緩，一樣也會招來老化。適量、適度的運動才是最好的。

倘若你問我，什麼時候運動，怎麼樣的運動最優？我會建議以「做得到，能實際執行」的方式為主。例如廣告時間馬上起身，做做簡易的拉筋操、呼吸操。厲害點邊看電視邊做也行。只要把握這原則，每天不間斷，運動效果也不會差的。以下，推薦大家「舒展彎腰操」。動作看起來不太難，但千萬別小看它，認真努

◉郭醫師小常識╳吸吐、憋氣的比例

拉長憋氣時間，是為了讓氧氣能被充分利用，並且推動淋巴系統。許多人不習慣憋氣，因此在憋氣時，會不由自主地緊張，反而讓憋氣時間縮短。建議大家放輕鬆，即便做不到要求的時間也無妨。另外，吐氣時間越長，排毒效果越好。習慣此呼吸練習法之後，不妨將吸氣、憋氣、吐氣的比例調整成1比3比2。

力慢慢做，它可是會讓你汗流浹背的。

步驟：

1.採站姿。雙腳打開，與肩同寬。兩手輕鬆垂放於身體兩側，手掌自然展開。

2.吸氣，手掌向下，往前方慢慢平舉。

3.眼睛看著手腕，頭隨著手一起慢慢上仰，過程中自然呼吸即可。建議最好採用腹式呼吸，或者胸腹呼吸。動作越慢，效果越好。比較敏感的人，指尖應該會出現麻麻脹脹的感覺，這說明血液循環的改善。

4.雙手舉至頭頂時，慢慢翻掌朝上，像是要頂住天空的感覺。在這裡停留，做三次深呼吸。頭部輕鬆仰著即可，不必過度。

5.第三次深呼吸進行到吐氣時，頭回正眼睛直視前方，手掌心回正後朝下，手臂緩緩放下。在這過程中，一樣自然呼吸，不需要刻意放慢呼吸速度。

6.回到站姿。雙手輕鬆放於身體兩側，在這裡停留，做三次深呼吸。

7.第三次深呼吸進行到吐氣時彎腰，雙手自然垂下，儘量將手指碰到地板。

8.放鬆膝蓋，略微彎曲，背部自然拱起。

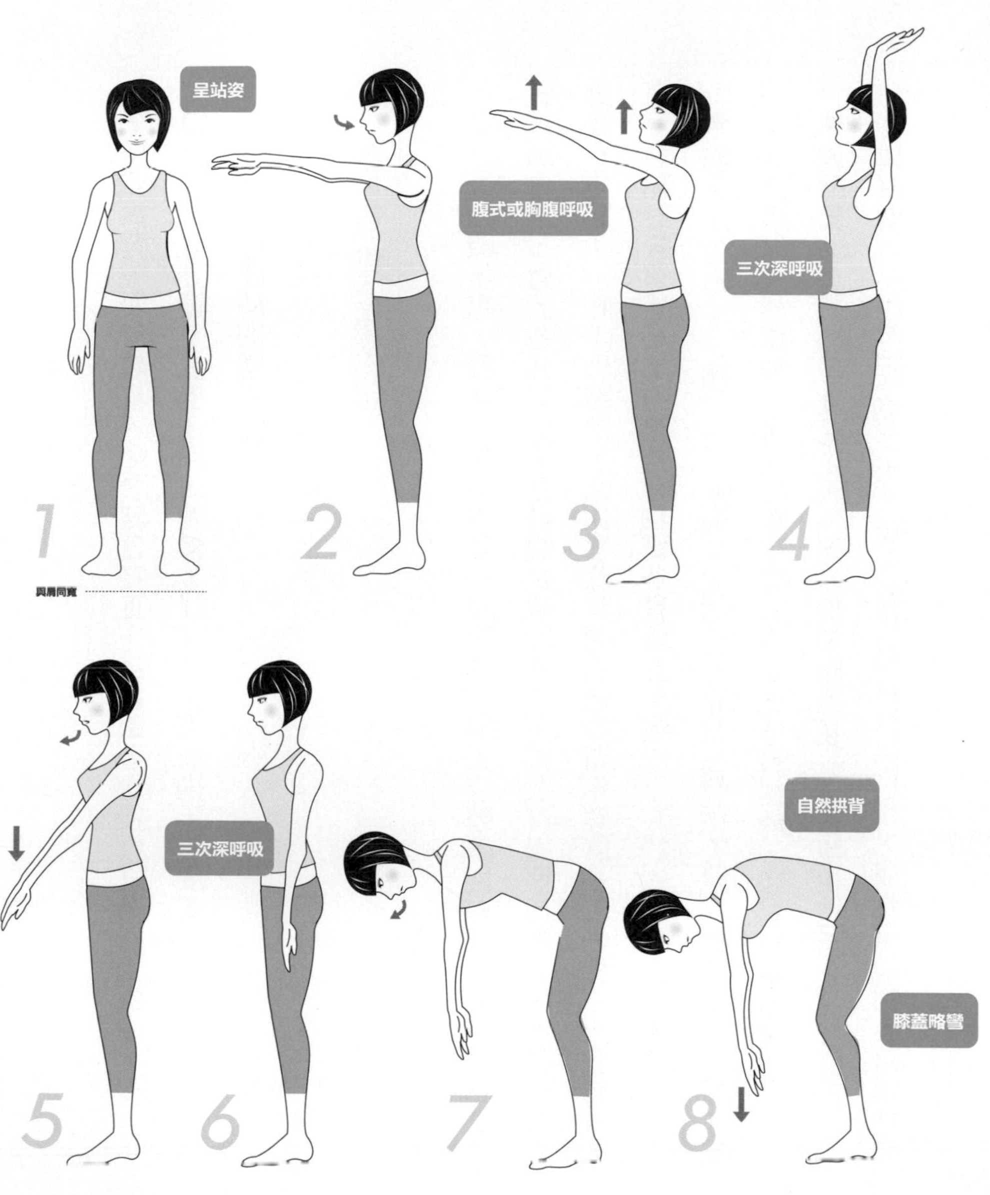
呈站姿
腹式或胸腹呼吸
三次深呼吸
1
2
3
4
與肩同寬
三次深呼吸
自然拱背
膝蓋略彎
5
6
7
8

9. 持續拱背，慢慢起身。隨著膝蓋打直，身體跟著慢慢打直，回到站姿。

10. 進行十五分鐘。放慢速度，越慢越好。呼吸方面則不需要刻意放慢速度，當然能做到吸吐時間越長越好。

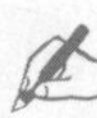

郭醫師貼心處方箋

從二〇〇四年起，我非常榮幸成為「美國抗老與美容醫學協會」（A4M）的正式醫師會員，對於各式抗氧化劑可說是瞭若指掌，跟我打過照面的人，通常都會告訴我一句話：「哇！郭醫師，你比實際年紀看起來還年輕許多！」接下來我將跟大家分享我對營養補充品的選擇（我親身實驗九年囉！）。

◉綜合維他命：一顆／天。選擇大廠牌所販售之產品，特別提醒注意，維生素E要選擇天然劑型，合成的維生素E由石化原料提煉，我對它敬而遠之。

◉輔酵素Q_{10}：一〇〇毫克／天。能提供細胞能量，讓系統快速活化。

◉硫辛酸：一〇〇毫克／天。硫辛酸是超級抗氧化劑，兼具脂溶性與水溶性特性，是對抗頑強自由基的最佳小助手，在控制血糖方面，也有突出的表現。

◉原花色素OPC：一〇〇毫克／天。在抗氧化界很熱門的葡萄籽就是其中一種。基本上，我每三個月會換一種抗氧化劑，如莓類、柑橘類、十字花科類、胡蘿蔔、紅葡萄及葡萄酒、番茄、茶等提煉的抗氧化劑。

（第2章）

呼吸可以自療2 局部問題與五臟六腑

◎局部問題如頭痛、頭暈目眩、耳鳴、肩頸痠痛、手麻、手腳冰冷，可利用呼吸配合伸展動作克服。

◎五臟六腑問題如胸悶、腸胃不適，可利用呼吸改善。

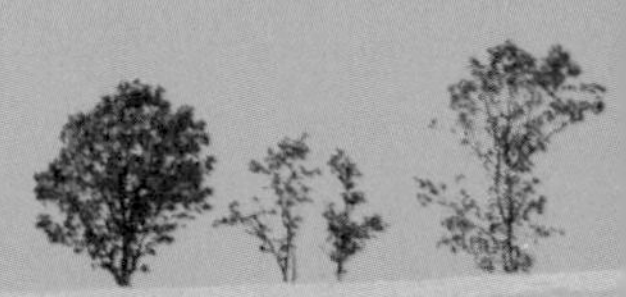

1 頭痛

「郭醫師，快救救我，我頭要爆炸了！不知道為什麼，一直覺得頭抽痛得很厲害，好像有人在我腦海裡打鼓一樣，碰碰碰的，難過死了。」

今年三十七歲的王先生，從國中時期就飽受頭痛之苦，還曾為此休學，他一直搞不清楚自己到底為什麼頭痛。年輕的時候，因為害怕看醫生，所以選擇忍受頭痛，心裡偷偷期待青春期過後，體質能轉變，讓他遠離頭痛。可惜，老天爺並沒有讓他如願，他就這樣一路痛到現在。出社會後，害怕自己的頭痛是因為腦子長了「不乾淨的東西」，王先生硬著頭皮到醫院報到。沒想到，檢查結果一切正常，但他依舊無法擺脫頭痛。由於頭痛實在惱人，王先生因此從內科、耳鼻喉科、看到眼科，卻查不出個所以然。

最後，王先生來到我這裡。很明顯的，那令他幾乎要失控的頭痛，是偏頭痛，引發的原因是自律神經失調。

頭痛，是很多人再熟悉不過的老毛病，它最恐怖的地方就是很難擺脫，痛起來難過得令人想撞牆。頭痛顧名思義就是頭部疼痛，所謂的頭部指的範圍廣泛，舉凡頸部、脖子以上的部位都算。

頭痛是一種非常頻繁的症狀，根據調查，臺灣地區每天有超過十萬人在頭痛。雖然腦部病變也會造成頭痛，但真正有問題的極少數，大部分的人只是單純的頭痛，其中又以「緊張性頭痛」和「偏頭痛」為大多數。

緊張性頭痛，多半因緊張情緒、長期固定姿勢所引起。最常發生在後腦杓、太陽穴等有肌肉的區域。緊張性頭痛發作時，患者一般會感到頭、頸，甚至到肩膀、背部緊緊的，且早上通常沒什麼感覺，到了下午就越發明顯。

至於偏頭痛，其發生的原因，目前在醫學界還存有很大的爭議。多數醫生認為，偏頭痛是腦部血管激烈收縮、擴張所導致，可分為「有預兆型偏頭痛」，即在頭痛發生前，患者會出現某些特定預兆，例如眼冒金星、出現閃光或彎曲線條、視力模糊或朦朧等。另一種則是「無預兆型偏頭痛」。偏頭痛通常是偏一側的頭痛（兩側頭痛也可能是偏頭痛），痛的感覺很劇烈，腦海中像是脈搏一跳一跳般抽痛，時常還會伴有噁心、畏光等症狀。

偏頭痛自我診斷：

當你頭痛時，你會……	
頭痛通常是單一側的？	是□　否□
頭痛感是一脹一縮的抽痛？	是□　否□
頭痛到需要休息或服用藥物？	是□　否□
頭痛時若不吃藥，頭痛會持續四至七十二小時？	是□　否□
頭痛時會同時有噁心感？	是□　否□
頭痛時會怕光？	是□　否□
頭痛時會怕吵？	是□　否□
「是」出現越多，代表偏頭痛的機率越高。	

不論是頭痛、偏頭痛，還是緊張型頭痛，頭痛真的令人「很頭痛」。曾經遇過一位患者，頭痛跟隨著他有十多年的歷史。為了對付頭痛，他隨身攜帶止痛藥。還有另一個患者，每天一定要喝上幾杯咖啡，為的就是緩和下午必定來報到的頭痛。

習慣吃止痛藥來抑制頭痛的人為數不少，不過小心喔！你的身體可能在不知不覺中，對止痛藥產生依賴性，這會讓藥效相對減弱，導致藥量越用越多，效果卻越來越差，最後，造成頭痛反覆發作，頻率增加，成為慢性頭痛的候選人。

至於喝咖啡，咖啡中的咖啡因的確能緩和頭痛，不過這跟服用止痛藥的意思一樣，經常大量喝咖啡會上癮，等到身體習慣了之後，咖啡的效果就會減弱。再者，如果這時候想要戒掉咖啡，你還會發生戒斷現象，出現某些生理上或心理上的反應，頭痛又會不請自來。

實際上，多數頭痛是可以獲得緩解的，只要能做到「放鬆」。壓力、緊張是現代人常見的頭痛原因，通常只要能控制好這些問題，頭痛的機率會大大降低。不過，老天總是愛捉弄人，有頭痛問題的人，往往就是那些生活充滿壓力（自覺或不自覺）的人，要他們放鬆談何容易！好在，郭醫師有小法寶——用深呼吸來放鬆，用深呼吸來擊退頭痛。

減緩頭痛呼吸法：想像驅逐腹式呼吸法

會被頭痛盯上的人（不論是緊張性頭痛，還是偏頭痛），大多具有較敏感、易緊張、生活繁忙等特質。腹部呼吸能讓人放鬆，有效舒緩疼痛。

一般說來，緊張性頭痛是因為頭頸部肌肉太緊繃，導致局部血液循環受到阻礙。透過腹式呼吸，達到放鬆肌肉的目的，就能減少疼痛的發作。

另外，醫學研究針對經常偏頭痛患者進行血液檢查時發現，當偏頭痛發作時，患者體內的血清素有偏低的趨勢。我們都知道，血清素主導人類的情緒、掌管喜、怒、哀、樂。但你或許不知道，腸道其實會分泌大部分的血清素（事實上，目前研究發現，腸道分泌的神經傳導介質有三十多種）。透過腹式呼吸，提升血液中的血清素，能改善偏頭痛。

進行腹式呼吸，能刺激腸道、按摩五臟六腑。若無法掌握腹式呼吸，效果會大打折扣。不熟悉腹式呼吸的人，也可以先練習簡單的腹式呼吸（吐氣↓吸氣到肚子↓吐氣），一樣能舒緩頭痛。等到熟練之後，再配合想像力練習，讓效果倍增。

接下來，請大家一起來了解該怎麼呼吸，才能減緩惱人的頭痛吧！

步驟：

1.坐在一張舒服、能雙腳踩地的椅子上。將雙手自然放在大腿上，接著先輕輕將氣吐盡。

2.緩緩用鼻子吸氣，將氣吸入肚子。盡量放慢速度，但別太勉強自己。這時候，請發揮想像力，想像鼻子吸入了一支「擊退頭痛大隊」，這些小尖兵正緩緩朝疼痛的部位前進。

3.吸飽氣之後，短暫憋氣。想像小尖兵們打勝戰。

4.噘起嘴巴，慢慢吐氣。噘起嘴巴較容易控制吐氣的速度跟吐出的量。想像小尖兵們把戰敗的疼痛分子，一個個從頭部扛下來。

5.在大概吐完三分之一的氣之後，短暫憋氣。這時候，腦海中想像疼痛分子的屍體，被小尖兵搬到嘴巴聚集。

6.吐氣。一樣噘嘴慢慢吐氣，想像所有疼痛分子全被吐出體外。

7.重複進行十次。

用呼吸舒緩頭痛，最好是在頭痛感覺還輕微的時候進行。若已經疼痛得相當劇烈，恐怕無法單純靠呼吸就趕走頭痛。基本上，如果確認是偏頭痛且發作時，沒有任何辦法能讓它減緩，即便吃藥也是，因為醫生也沒辦法立刻讓你不痛，只能讓它痛完就算。因此想要減緩頭痛，一定要把握時間，在頭痛還沒劇烈發作前就進行呼吸、吃藥才有效。

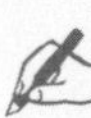

郭醫師貼心處方箋一

減緩頭痛的伸展操：頭部側傾操

因心情煩躁、過度勞累、情緒緊繃所引起的頭痛，可藉由每天的放鬆來預防，降低其發生率。接下來，我將介紹簡單「頭部側傾操」。有頭痛經驗的人，只要抓到時間，就可以抽個空做做放鬆運動。

步驟：

1. 採站姿。雙腳打開與肩同寬，雙肩放鬆，自然下垂，不要用力。
2. 慢慢用鼻子吸氣，放鬆你的橫膈膜，此時腹部會慢慢脹起。

3. 噘嘴吐氣，頭緩緩傾向右側。一邊吐氣，一邊把頭往右邊肩膀方向伸展，越靠近肩膀越好。
4. 緩緩用鼻子吸氣，回正頭部。
5. 噘嘴吐氣，頭緩緩傾向左側。一邊吐氣，一邊把頭往左邊肩膀方向伸展，越靠近肩膀越好。
6. 重複步驟2至5，共十次。

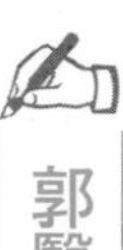

郭醫師貼心處方箋二

止痛藥是對付頭痛的唯一方法？錯，吃止痛藥是快速紓解疼痛的方法，但絕對不是唯一方法。基本上，偏頭痛是可以從根本上全面治癒的，但這需要醫師專業的診斷，從多面向設法讓自律神經功能回復正常。

偏頭痛對生活品質影響很大，降低頭痛發生率是提升生活品質的最好方法。頭痛發作的前兆只有自己知道，如果你有偏頭痛，那麼只要出現如小落石般的徵兆就該儘快服用止痛藥，以免真的山崩地裂。至於其他保健，請參考下列建議。

飲食保健方法

◉**遠離含酪胺酸的食物**：酪胺酸是一種非必需胺基酸，根據研究，它可能會造成血管痙攣，引發偏頭痛。乳酪、起司、巧克力、柑橘類食物、沙丁魚、動物肝臟、番茄、牛奶等食物中，都含有酪胺酸成分，有頭痛問題的人要特別小心。

◉**遠離代糖及味精**：研究發現，常見代糖「阿斯巴甜」、味精可能是引發偏頭痛的兇手之一。阿斯巴甜會刺激末梢神經，造成肌肉緊繃，進而誘發頭痛；味精則會造成血管收縮，引發頭痛。含有這兩種成分的食物少碰為妙。

◉**遠離含硝酸鹽的食品**：硝酸鹽是一種保色劑，主要用在肉類加工，目的是用來抑制肉毒桿菌的生長，延長食物的保存期限。香腸、火腿、熱狗、臘肉、培根等食物，都含有硝酸鹽。這類食物極有可能引發頭痛。

◉**多補充鈣與鎂：**鈣和鎂是天然的鎮定劑、止痛藥，能放鬆肌肉、調節血流。身體缺乏鈣、鎂，無非是增添頭痛作亂的機率。富含鈣的食物，如小魚乾、深綠色蔬菜、黑芝麻、雪裡紅；富含鎂的食物，如全穀類、堅果類。

◉**多攝取維生素B_2：**維生素B_2又稱為「核黃素」，具保護神經的作用。研究發現，多攝取維生素B_2，能降低偏頭痛發生的機率。富含維生素B_2的食物，如奶類、瘦肉、動物肝臟、牡蠣等。特別提醒，若要服用口服高劑量維生素B_2產品，最好先請教醫師，別貿然自行服用。

◉**多補充深海魚油：**研究顯示，深海魚油（Omega 3）有助促進血液循環，平衡腦血管的血流量，對於改善偏頭痛有不錯的效果。一般深海的大型魚類，都富含魚油。不過深海魚容易有重金屬問題，最好確定購買來源。

◉**適量攝取豆類：**豆類中所含的五－羥色胺酸（5-HTP）成分，是血清素的媒介，研究顯示，補充五-羥色胺酸的攝取，能增加體內血清素的分泌。頭痛患者（尤其是偏頭痛）若能適量補充，有助於降低頭痛的發生機率。

◉**咖啡少喝為妙：**咖啡是不少頭痛者的救星，主要是因為咖啡因能緩和頭痛。

不過，長期且頻繁的喝咖啡，卻可能導致咖啡因上癮，換來的下場是不喝咖啡就頭痛。奉勸有頭痛困擾的人，不要靠喝咖啡來對抗頭痛，以免陷入惡性循環。

生活保健方法

◉**維持正常的作息**：正常的作息包含不熬夜、三餐定時定量。睡眠不足、餓肚子都容易引發頭痛。不希望頭痛來找碴，首先要讓自己生活規律。

◉**遠離菸酒**：菸、酒向來都是危害身體健康的黑名單，過量成癮更是傷身。菸不論是哪個種類，對身體都沒有益處，會頭痛的人應該戒掉。至於酒，雖然研究顯示，每天小啜紅酒有助於預防心血管疾病，不過紅酒含有誘發偏頭痛的化學物質，有頭痛病史的人最好遠離。此外，啤酒也不適合。

◉**善用熱敷和冰袋**：熱敷、冰袋是舒緩頭痛的利器，不過要特別留心，不同狀況的頭痛，要採取不一樣的對策！因局部血液循環不良所引發的緊張型頭痛，要採用「熱敷」；因血管痙攣，導致太陽穴有搏動性疼痛的偏頭痛，要採用「冷敷或冰敷」。

◉**養成運動習慣，但避免激烈運動：**舒緩的運動，有助於降低頭痛發生的機率，像是瑜伽、太極、氣功、步行，都能幫助穩定自律神經、舒緩緊繃的肌肉。若在運動過程中，能搭配調息吐納，效果會更好。對於易頭痛體質的人來說，**激烈運動沒辦法讓全身放鬆，且容易引發頭痛**，要特別小心。

◉**學會放鬆肩膀：**生活緊繃的人，很容易養成聳肩的壞習慣，讓肩頸肌肉經常處於緊張狀態，影響血液循環。根據調查，頸部疼痛會提高頭痛的發生率，尤其是長時間坐在電腦前的上班族，每工作一小時左右，就該起身動一動，扭扭脖子，放鬆你的肩膀。

◉**避免冷氣直吹：**氣候變化是引發偏頭痛的原因之一，例如天氣驟變、冷鋒過境、氣壓改變、濕度上升等。炎熱的夏天，冷氣直吹是引發偏頭痛常見的原因，奉勸各位頭痛患者，別因為貪涼而讓冷氣直吹。另外提醒，偏頭痛患者對光線也很敏感，正午時分陽光較強烈，若要出門，建議戴上太陽眼鏡、洋傘，好遮蔽強光。

◉少去吵雜的環境：據統計，七成以上的偏頭痛患者對於吵鬧的聲音非常敏感。不論是音樂、小孩子的嬉鬧聲、哭聲等，只要空間充滿吵雜聲響，偏頭痛就容易來敲門。希望減少偏頭痛發生的機率，就盡量少去吵雜的環境！

◉穴位按摩舒緩頭痛：穴位按摩能有效舒緩頭痛，若疼痛點在後腦，可以按「風池穴」；疼痛點在前額，可以按「太陽穴」、「合谷穴」；疼痛點在頭頂，可以按摩整個頭皮。

頭痛部位	穴位／按摩處	按摩法
前額	太陽穴，位於眉毛、眼睛兩者尾端中點向後約一寸的凹陷處，左右對稱。	以雙手大拇指指腹，採九十度往下按壓，並作圈狀按摩約一分鐘。
	合谷穴，位於虎口的中央處，左右對稱。	右手大拇指指腹按壓左手合谷穴，每按五秒鐘，休息兩秒鐘，一共進行十五次。接著換邊。

後腦	風池穴，位於後腦骨最下緣，脖子與頭部交接處的外側，左右對稱。	雙手大拇指放在風池穴上，其他四指向上，托住後腦不動。大拇指指腹向下按壓，並作圈狀按摩約兩分鐘。
頭頂	整個頭皮	輕鬆握拳，用大拇指指關節按摩頭皮。從前額開始，做小圈狀按摩。進行路徑採S形，一邊移動一邊按摩，一直到後腦杓。

2 頭暈目眩

你曾經有過類似的經驗嗎？「站起來的時候，突然一陣頭昏眼花」、「經常覺得昏沉沉，腦子不太清楚」、「莫名其妙覺得腳下搖搖晃晃的，好像站不穩」、「眼前景象沒來由一陣晃動，還以為地震發生」這些算是自律神經失調所引發的頭暈。

說到頭暈，許多人會認為造成原因可能是貧血、內耳的前庭神經系統受到影響，嚴重點不外乎神經系統受損，或特定病變所致。實際上，在門診中最常見的頭暈，通常跟生活壓力大、工作忙碌、情緒問題（如焦慮）有關。另外，還有一種常見的頭暈，是因為呼吸太淺短，有過度換氣現象所引發（我們會進一步在「胸悶」部分解釋「過度換氣」）。

不少來到我們診的患者，在尋找頭暈致病原因的過程中，都歷經一段「無法確診」的旅程。從耳鼻喉科、心臟內科，再到精神科，該做的檢查都做了，就是沒發現問題。即便吃了止暈藥，頭暈目眩還是不離不棄地跟著他們。

倘若你以為頭暈目眩，只有一種狀況，那就錯囉！在這裡教大家一種粗淺的判別方式，如果頭暈的時候，感覺到一陣天旋地轉，身邊景物就像經過特效處理一樣，繞著你打轉，則大多是內耳的前庭神經異常所引起。如果頭暈的時候，感到一陣輕飄飄、眼花且腦袋重重的，那多半是自律神經機能不良所引發的頭暈。像這種頭暈，服用止暈藥或許會有短暫的效果，但少數人對藥物反應強，吃了之後反而更暈。因此不能全部歸類為同一種原因。

嚴格說來，頭暈不是甚麼大問題（當然腦幹中風、心律不整等疾病所引發的頭暈，就嚴重了），不過三不五時報到，總是讓人感到不舒服和不耐。自律神經失調引發的頭暈，能怎麼對付？當然是交給呼吸來辦。透過呼吸，調節自律神經功能，使之回復正常，才能根除頭暈。

改善頭暈呼吸法：快樂冥想呼吸法

想擺脫因自律神經失調而引發的頭暈，最根本的解決方法還是「矯正自律神經功能」，如此才能治本。或許，利用呼吸來調節自律神經需要一段時間，不太可能立竿見影，但頭暈苦主若能秉著耐心，好好練習呼吸，擺脫頭暈指日可待。

步驟：

1. 找一處安靜的空間，輕鬆躺下，雙手雙腳自然打開。
2. 用鼻子慢慢吸氣，感覺到氣流進入肚子，腹部逐漸自然鼓起。腦海中想像些快樂的事吧！
3. 憋氣。停止呼吸個一兩秒，告訴自己：everything will be fine。

4. 吐氣。噘起嘴巴，並微微張開。想像壓力全都跟著空氣，從體內流洩而出。

5. 重複進行十分鐘。

郭醫師貼心處方箋

降低頭暈發生率伸展操：單腳開胸伸展操

親愛的讀者們，千萬別誤會，這個小段落並不是要大家頭暈的時候，一起來做運動喔！頭暈的時候，當然是趕緊找張椅子坐下來，或者找個牢固可靠的物體靠一下。等到頭暈旋風過後，再進行其他活動。

之所以建議大家動一動，是因為自律神經失調所引發的頭暈，通常都是疲累、壓力所造成。如何緩解壓力，成了首要任務，而運動則不失為一良好對策。我所介紹的運動，多半屬於溫和系列，但千萬別小看其運動效果。現在我將介紹「單腳開胸伸展操」，建議大家結束了忙碌的一天後，找個時間活動活動，舒緩一天的壓力與緊繃。

步驟：

1. 採站姿，雙腳與肩同寬。
2. 將右腳底板抵住左腳大腿內側根部，盡量靠近鼠蹊部，但適可而止，不要勉強。雙手合十，放於胸前。

呈站姿

1

2

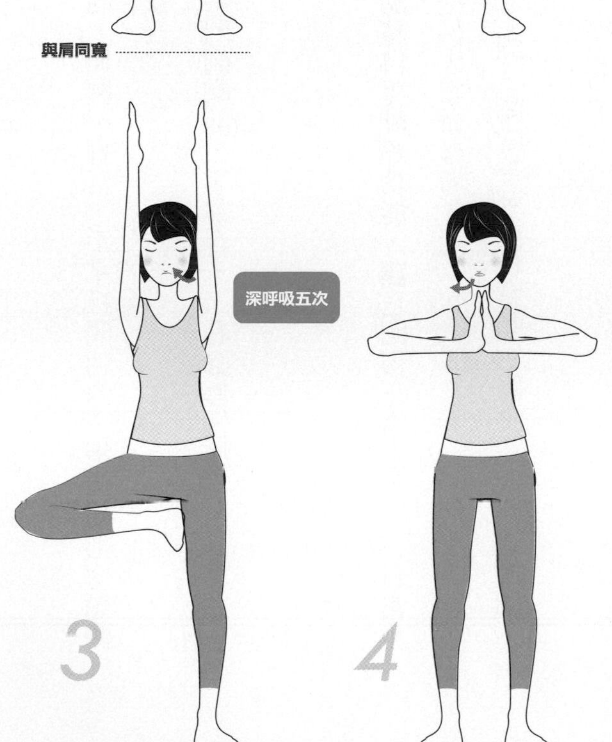

3. 用鼻子慢慢吸氣，同時雙手向上伸展，打直，手掌打開朝內，指尖朝上。想像雙手向上延伸，並配合深呼吸五次。

4. 用鼻子或嘴巴緩慢吐氣，雙手回到胸前，手掌合十。右腳慢慢放下。

5. 換邊。左右各進行五次。

想要解決頭暈困擾，除了慢慢調整自律神經功能，讓它回復正常之外，在日常生活中，還存有一些小祕訣，以下提供大家做參考。

◉**刺激性的食品少碰為妙**：菸、酒、咖啡等刺激性食品，容易造成血管收縮，加劇頭暈不適。

◉**維持環境的通風**：空氣新鮮、流通良好的環境，可以減少頭暈發生的頻率。營造一個令人感到舒服的環境，也有助於舒緩壓力。

◉**久坐後起身慢一點**：自律神經功能衰弱，在我們急速站立、變化姿勢時，無法將充足的血液運送至腦部，這時候就容易引發頭暈目眩。建議大家變化姿勢時，放慢速度。

◉**維持正常且充足的睡眠**：自律神經與內分泌之間，有著連帶關係。而睡得飽、睡得好，有助於維持內分泌的穩定，進而穩定自律神經。

3 耳鳴

一直以來，在我門診的患者中，有一小群人長期受到耳鳴干擾。這些人總是這麼形容自己：「耳鳴讓我們像孤兒一樣，沒人可以理解我們內心的感受。」的確，沒有長期飽受耳鳴干擾的人，大概很難理解這些人每天面對的是什麼。

耳鳴對我來說，是一種很特別的症狀，並不限於少數人（實際上人數一點都不少），但卻只有患者自己能聽到。每個人對於耳朵內的聲音，有著不同的描述。A患者說：「那是轟隆轟隆的聲音」、B患者說：「那是蟬聲」、C患者說：「那是嗡嗡聲」。而我只能聽著他們形容，卻完全聽不到那聲音。「郭醫師，相信我，你聽不到是幸運的！」D患者這麼告訴我，嗯！我百分之百同意也相信。

以往我們總認為，耳鳴是一種老化現象，老年人才會有。根據我的臨床經驗，自律神經失調造成內耳失衡，是導致現代人（年輕人）耳鳴的常見原因，而壓力則是導致自律神經失調的元凶。

來我們診的患者，都曾被判定耳鳴原因為「內耳不平衡」。這些人多半透過服用血管擴張劑、止暈止吐等藥物，來治療耳鳴，效果通常有限且短暫。當我告知這些患者，耳鳴是因自律神經失衡所引起時，多數人都會用迷濛的雙眼望著我。但我想說的是，自律神經失調所引發的耳鳴，可以透過深呼吸，來減緩不適症狀。

如果，你因為耳鳴跑了好多家耳鼻喉科、甚至大型醫院，最後檢查結果都是沒問題，那麼你的耳鳴極可能是壓力過大所引起。這時候，請學會放鬆自己，抓住機會用肚子呼吸，讓自律神經回復平衡。

阻止耳鳴呼吸法一：氣流通耳呼吸法

耳鳴是因為聽覺傳導路徑中，某個地方血液循環不良。而自律神經調控了人體絕大部分器官的運作，也調控著我們的血液循環。因此，改善自律神經的協調度，就能改善血液循環，並改善耳鳴。

腹式呼吸能調節自律神經的活性，幫我們找回協調的自律神經。現在就請大家跟著我一起呼吸，阻止你的耳內繼續開轟趴吧！

步驟：

1. 坐在椅子上，雙腳輕輕踏地，雙手自然擺在大腿上。
2. 用鼻子慢慢吸氣，放鬆橫膈膜，想像新鮮的空氣正跑向耳朵。吸氣時肚子會慢慢脹起。

◉郭醫師小常識╳什麼時候耳鳴該看醫生？

耳鳴多半是一種症狀，但致病原因複雜，感冒、藥物、壓力、環境噪音、疾病、聽覺神經退化等，都可能引起耳鳴。當耳鳴符合以下幾項描述，建議立刻前往醫院，接受專業檢查。

✤以前從來沒有耳鳴，最近幾個月才開始出現。 ✤耳鳴聲音越來越大。

✤單側的耳鳴。

3. 輕鬆憋氣兩秒，想像氧氣正在耳朵發揮作用，打通受到阻礙的血液循環。
4. 噘起嘴巴，緩緩吐氣，想像耳朵內那些不受歡迎的聲音，正被送出來。
5. 持續練習十分鐘。

這樣呼吸練習，除了能讓自律神經更加協調之外，也能同時幫助身體放鬆。或許沒辦法在一開始練習時就緩解，但只要有恆心，慢慢來，一定能改變！

阻止耳鳴呼吸法二：搓耳呼吸法

步驟：

1. 坐在椅子上，雙腳輕輕踏地，雙手自然擺在大腿上。
2. 雙手拇、食指輕捏住耳廓上方。大拇指在耳廓的背側，食指則在內側。
3. 鼻子慢慢吸氣，兩隻手指搭配作圈狀按摩，從上由下，慢慢按摩至中間部位。
4. 用嘴巴慢慢吐氣，繼續向下按摩至耳垂。
5. 用鼻子慢慢吸氣，從耳垂開始，往上按摩。兩隻手指依舊相互搭配，作圈狀按摩至中間部位。

6. 用嘴巴慢慢吐氣，繼續按摩至耳廓上方。

7. 重複步驟2至6，一共做三次。

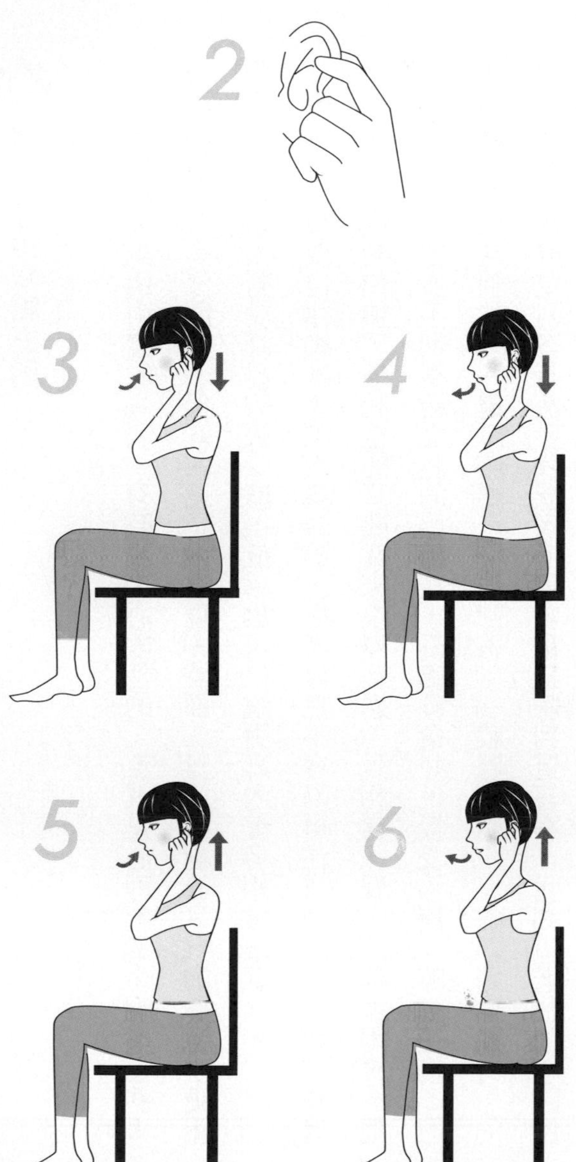

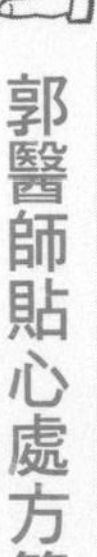

郭醫師貼心處方箋

自律神經失調所引發的耳鳴，有時候是心因性的，也就是心理影響生理。這些人的耳部構造根本沒問題，但耳內就是會出現「繞樑三日，不絕於耳」的餘音。更重要的是，這類人對於耳鳴的接受度很低（也可以說對耳內聲音相當敏感）。

臨床上，只要自律神經失調現象改善，患者自然不容易再注意到耳鳴。我曾碰過一位七十二歲的伯伯，他說他的耳鳴從來沒停止過，且相當大聲，讓他很困擾。他坦白告訴我，他並不期望接受我的治療後，耳鳴就會好。接受治療一陣子之後，一次回診，我問老伯伯：「還耳鳴嗎？」他回答：「我聽聽看……欸，好像還有。」你或許無法理解這回答有多令我感到振奮，當我聽到這答案，我知道老伯伯心因性耳鳴可以宣告解除了。實際上，他的耳鳴還存在，只不過他再也感受不到罷了！

想對付耳鳴，透過日常生活保健固然能達到部分效果，但學會跟耳鳴相處，學會不去在意它，也是重要課題。當然，在日常生活中也該多注意，以減少耳鳴困擾。

◉避免刺激性的食物，如咖啡、茶葉、辣椒、菸酒。

◉避免長時間待在吵雜的環境中。

◉盡量別聽MP3或ipod，以免提高耳鳴的發生率，甚至損傷聽力。

◉避免熬夜、過度疲勞。充分休息能舒緩壓力，解除自律神經失衡。

◉郭醫師小常識╳按摩耳朵穴位好處多

耳朵所分布的穴道是最密集的。刺激這些穴位，不僅能促進耳朵的血液循環，更能促進全身血液循環。「搓耳呼吸法」結合了按摩與呼吸，讓身體放鬆，穴位按摩則能強化血液循環。

4 肩頸僵硬

說起肩頸僵硬，似乎是現代人如影隨形的老毛病。雖然不舒服，但多數人對它好像已經習以為常。為什麼會肩頸僵硬呢？除了少部分因為疾病所致之外，絕大部分的人是因為姿勢不良。

「郭醫師，我的肩膀好緊喔！我每天都覺得我好像穿了一件盔甲在身上，肩上彷彿有幾百斤重，雙手舉都舉不起來！」這句話，經常成為我的患者看診時的開場白。這些人，有人是電腦狂人，有人是伏案高手，也有人是哈拉達人，其中更不乏超級媽咪還有超人老爸。不論身分為何，他們之間存在著兩大共通點：長期維持同一個姿勢、生活壓力不小。

今年四十二歲的蘇先生，是我的患者，同時也是個超級忙碌的電腦工程師。他已經結了婚，擁有一個美麗貼心的老婆。拜工作所賜，他一天二十四小時幾乎都跟電腦、手機黏在一起。龐大的工作量，經常讓他一屁股坐下來就難以再起身，永遠像個雕像般坐在電腦前。即使下了班（依照蘇先生的說法，那不是下班，充其量只是離開公司而已），也時常需要利用手機處理公務事。這時候，他的標準姿勢成了「低頭看手機」。經常性維持這兩大姿勢，讓蘇先生的肩頸比石頭還硬，而自律神經失調，更讓這不適症狀變本加厲。

仔細想想，你跟蘇先生之間，有沒有什麼共通點？是不是經常坐在電腦前？是不是經常低頭用手機？工作、讀書時，是不是很少起身動一動？是不是經常聳著肩？肩膀僵硬，屬於醫學上所稱的「肌筋膜疼痛症候群」，通常在肩頸一帶會有幾個地方，用手指按壓後感覺疼痛。長時間維持同一姿勢，容易導致血液循環不良，造成肌肉疲勞、缺氧，使得肌膜發炎痠痛。

現代人肩頸僵硬、痠痛，多半就是肌肉緊繃的問題。我們不妨把肌肉看成一條條橡皮筋。橡皮筋被使用過度時，會出現彈性疲乏的現象，肌肉也是一樣。差別只是，橡皮筋使用過度時，所呈現的狀態是鬆垮垮，而肌肉則是硬梆梆。

面對肩膀僵硬、痠痛的老毛病，我發現大家都有各自的法寶。

「肩膀痠痛到受不了時，我就吞一顆止痛藥。」這是患者A的法寶。止痛藥偶爾服用還可以，長期服用會造成肝腎的負擔。如果是因為姿勢不良造成肌肉痠痛，還是應該從問題癥結點著手，改掉不良姿勢，痠痛自然「藥到病除」。

「每個星期我都會固定去找師父推拿一下，疏通全身經絡。」這是患者B的法寶。找人按摩、到國術館報到，是我最常聽到的對策。若對方持有專業執照，是合格的師傅，這個方法還算可行。但，最怕的是師傅過度扭轉、施力方式不當、用力太大，造成肌肉發炎、肌腱傷害。

「郭醫師，你看。這是我的獨門止痛貼布，便宜又有效！」這是患者C的法寶。市面上這些含藥性的痠痛貼布，幾乎都有消炎效果，的確能發揮止痛作用。但如果你當它是救命仙丹，二十四小時不離不棄，小心皮膚紅腫過敏喔！

想要重新找回放鬆的肩頸，其實只要保持血液循環就可以。那麼，我們該如何維持血液循環的流通？別永遠維持同一個姿勢，經常動一動是根本之道。倘若肩頸不幸已經硬梆梆了，能怎麼辦？聰明的讀者應該猜得出我要說什麼，是的，就是用呼吸來改造石頭般的肩頸。

相信我，我的伏案時間不會比你們短，我的肩頸也經常面臨使用過度的狀況，這時候，我會好好利用呼吸來解除肩膀僵硬的情形。

丟掉你的痠痛貼布、按摩搥、敲打棒吧！跟著我一起呼吸，讓頸部、肩膀變得更放鬆。

改善肩頸痠痛呼吸法：鬆肩冥想呼吸法

「呼吸可以鬆肩」。我知道，這句話聽起來非常不可思議。因此，在探討「為什麼呼吸可以鬆肩？」之前，我們先來了解一下，造成肩頸僵硬的主要原因是什麼。

如前所述，肩頸僵硬是因為肌肉長期處於緊繃狀態，導致該部位血液循環變差，造成僵硬痠痛。如果能放鬆肌肉，促進血液循環，就能舒緩僵硬疼痛。而自律神經能夠調整血管的功能。交感神經負責血管收縮，副交感神經負責血管擴張。透過緩慢的腹式呼吸，讓副交感神經作用占上風，就能放鬆我們的身體，擴張我們的血管，達到促進血液循環的效果。

同時，我們的身體非常神奇。當我們放鬆時，體溫會升高。大腦接受到訊息後，知道我們正在享受放鬆，會進一步釋放「再放鬆」的訊號。這時候，我們的身體就會跟著再放鬆。

接下來我要介紹的鬆肩冥想呼吸法，就是透過呼吸，讓身體放鬆。再透過體溫，讓大腦再讓我們更放鬆。如果你再也受不了硬梆梆的肩膀，請跟著我一起來進行鬆肩冥想呼吸法吧！

步驟：

1. 找一張有靠背的椅子，背靠著，放鬆肩膀，用最舒適的姿勢坐著。
2. 閉上眼睛，將手放在大腿上。如果能換一條短褲，更有利於提升呼吸效果。
3. 嘴巴輕輕吐氣，腦海中想著：「我的肩膀在下降，很放鬆。」
4. 鼻子緩慢吸氣，將氣吸到肚子。腦海中想著：「肩膀又更下降，更鬆了。」
5. 嘴巴輕輕吐氣。腦海中想著：「討厭的硬肩膀，再見！」
6. 一共進行十分鐘。持續吸氣、吐氣，並持續想像自己拋開硬梆梆的肩膀。

練習時，放慢呼吸速度是必要的，建議順著自己的呼吸節奏，盡量將吸吐時間設定在四至六秒（要固定喔）。重點是一定要放鬆肩膀，持續你的想像。盡可能把僵硬的肩膀當作假想敵，趕走它、擊垮它！如果你掌握住訣竅，在呼吸過程中，你真的會覺得肩膀一步步放鬆、一格格下降。

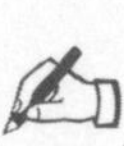

郭醫師貼心處方箋一

改善肩頸痠痛的運動：小腿拉筋，肩膀轉動

肩膀僵硬是你的肩膀在告訴你：「我累了，該讓我休息一下，換個姿勢了！」如果不想一天到晚肩膀僵硬、痠痛，或是三不五時就落枕、脖子卡卡，以下提供幾個伸展操。不需要花太多時間，難度也不高，只要記得有空就做做，就可以脫掉肩上的盔甲囉！

一、小腿拉筋操

步驟：

1. 坐在地板上，背部挺直，雙腳自然伸直併攏。想要讓自己舒服一點，下方可以墊瑜伽墊。
2. 左腿打開四十五度，右腳跟靠在左大腿內側，越接近鼠蹊部越好，但不用刻意勉強。

3. 雙手抓住毛巾兩端，將毛巾套在左腳掌上。
4. 吐氣，讓身體靠近左腿方向，將左腳腳尖拉往自己的方向，並儘量讓腹部往大腿方向靠近。
5. 維持動作不變，深呼吸五次。
6. 換右腳，進行一樣動作。左右各進行十次。

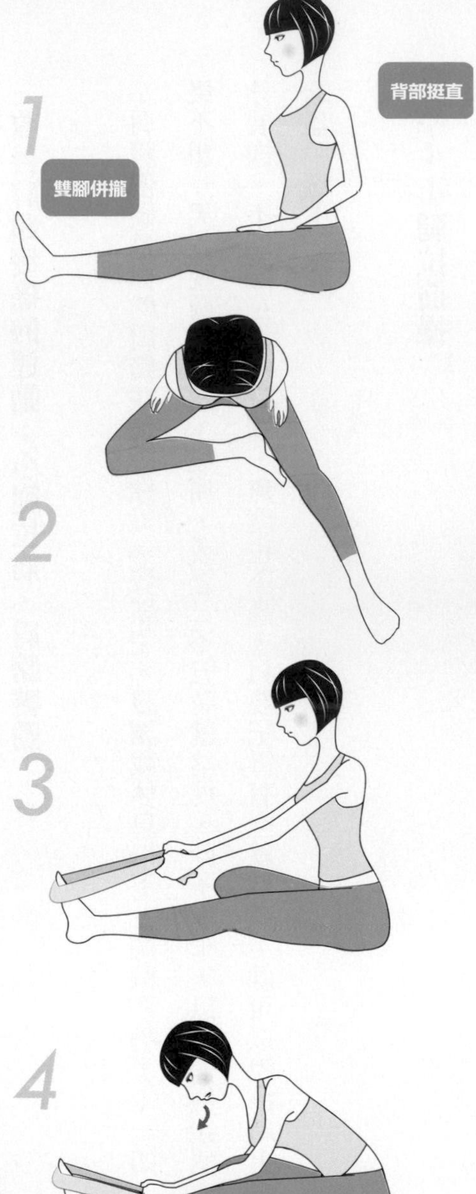

這個動作主要是幫助伸長阿基里斯腱、放鬆並拉長肩膀肌肉。柔軟度好一點的人，可能不需要藉助毛巾幫忙，直接用手輕輕扳住腳底板也可以。伸展過程中，痠是一定會有的，但別太勉強自己，以不感到疼痛為原則。最重要的是：一邊吐氣，一邊伸展。

二、轉動肩膀操

步驟：

1. 坐在椅子上，背部離開椅背，打直。雙手手背抵住腋下，手肘往兩邊平舉。
2. 吸氣，慢慢將手臂往前、往上畫一個半圓。
3. 吐氣，慢慢將手臂往後、往下畫完另一個半圓。
4. 將手臂收回，手肘往下放在身體兩側，雙手手背仍抵住腋下。
5. 重複步驟2和3，共十次。

在進行這個動作時，只要自然使用腹式呼吸即可。提醒特別注意呼氣、吸氣的時間與頻率，盡量放慢速度。

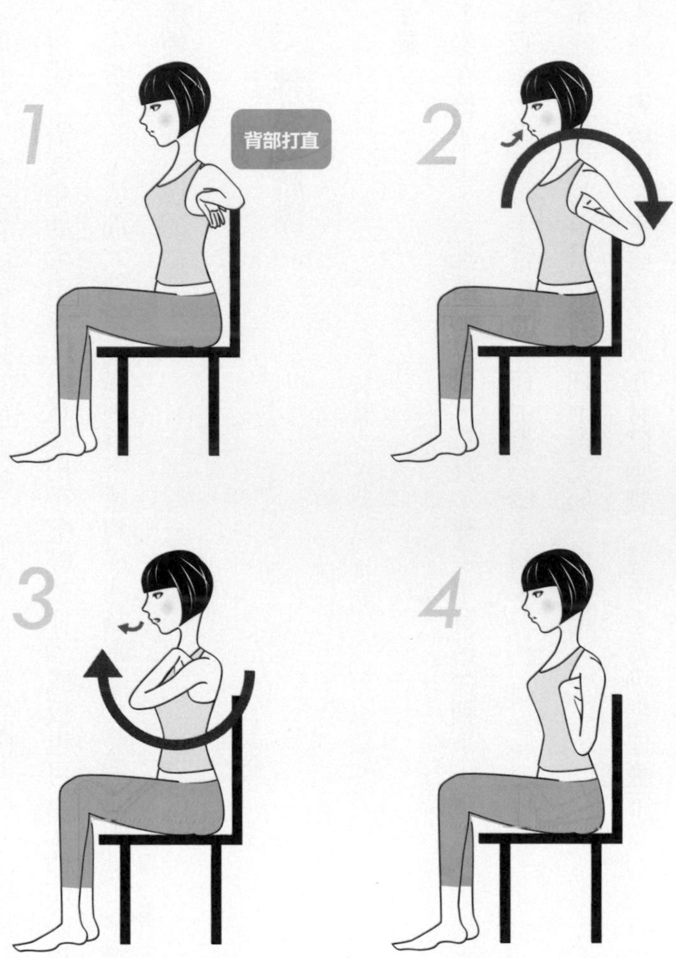

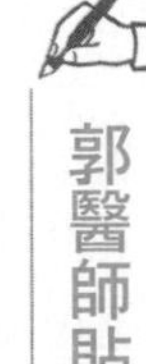

郭醫師貼心處方箋二

根據分析顯示，肩膀痠痛、僵硬，與姿勢不良、生活習慣不佳脫離不了關係。如果能針對此部分調整改進，就能大大改善肩頸僵硬、肌肉緊繃的情況。在日常生活中，我們應該怎麼做呢？

生活保健方法

◉**保持良好姿勢**：站著的時候，請抬頭挺胸、縮小腹，順便夾起你的臀部。坐著的時候，也請盡量將腰桿挺直。

◉**走路姿勢要正確**：良好的走路姿勢有助於血液循環，錯誤的走路姿勢則容易傷筋骨。理想的走路姿勢，應該要伸直膝蓋、腳跟先著地、抬頭挺胸並且縮緊臀部。

◉**少背單肩背包**：單肩背包總是將重量壓在肩膀某一側，時間久了肩膀當然不舒服。幫自己準備一個雙肩背包，需要背重物時請出動它。

◉**別維持同個姿勢太久：**打電腦、閱讀時勿專心過了頭，建議每一小時就起身動一動，轉轉脖子、動動肩膀、拉拉筋。

◉**檢查桌子、椅子、枕頭的高度：**桌子、椅子、枕頭高度不對，會加重肩頸僵硬的機率。理想的桌子高度，應該與手肘自然彎曲時高度相同；理想的椅子高度為，坐下來時，膝蓋略高於臀部，雙腳剛好輕踏於地板上。若有懸空現象，可以放置小板凳；理想的枕頭高度為躺下時，下顎高度與身體平行。

◉**定期運動：**運動能舒緩肌肉緊繃、促進血液循環。缺乏運動容易造成肌肉衰退，導致諸多不適。建議最好每天運動到輕微出汗，另外請記得運動前一定要熱身、運動後要伸展。

特別提醒，許多人在選擇運動時，會忘記原本欲改善的問題在於「肩頸痠痛」。倘若運動只能訓練到腿部、腰腹肌肉，則對改善肩頸痠痛無助益。建議選擇能訓練、運動到肩頸肌肉的運動，才會有效果。例如拉單槓，就是舒緩肩頸肌肉相當理想的運動。

◉不要長時間低頭：坐一趟捷運，就可以發現一堆人低頭玩手機。這樣的小動作容易造成肩膀疼痛。

◉多拉單槓：這是我的獨門小祕方，拉單槓可以訓練並強化肩頸肌肉。建議每週進行一至二次，每次五至十分鐘。

飲食保健方法

◉少吃冰冷食物：冰冷的食物容易阻礙血液循環，想要避免肩膀痠痛，最好遠離飲料、冰品等冰冷食物。

◉多吃能活血的食物：肩膀肌肉周圍血液循環不良，是導致肩膀痠痛的主因。想要改善可以多多攝取有助血液運行的食物，如洋蔥、薑、蒜等。

◉攝取足夠的鉀和鎂：鉀負責參與肌肉的收縮作用，鎂則能幫助鉀發揮功效。體內長期缺乏鉀和鎂，容易導致肌肉收縮、緊繃。富含鉀的食物有香蕉、葡萄乾等；富含鎂的食物有堅果類、黃豆類等。

5 胸悶

「該男性年紀輕輕，才三十七歲，家裡沒有相關病史，公司的體檢也還算正常，只是膽固醇高了一點。但日前跟朋友一起外出騎腳踏車，卻突然胸口一陣痛，緊接著人就倒下去，再也沒醒來了……」

關於以上類似的新聞報導，近年來你應該看過不少，我的患者也是。每當患者出現胸悶，最愛問的就是：「郭醫師，我該不會是心臟病吧？」

患者內心的擔憂，我可以理解。不過，大家真的別自己嚇自己啦！根據調查分析顯示，三十歲左右的上班族，出現胸口悶痛症狀，半數以上是因為肌肉太緊繃造成，另外四分之一則是腸胃疾病所引起。而心臟、胸腔問題則各占百分之十。

關於胸悶，最常見到的狀況就是呼吸困難，覺得自己好像吸不到空氣，以至於胸部有悶痛感。這時候，如果把注意力集中在「怎麼辦？我吸不到空氣」這件事，可能讓自己更緊張，產生過度換氣、心跳加速等現象。

自律神經紊亂會導致支氣管肌肉過度收縮，造成胸悶。這時候，若不放鬆身體，反過來猛吸氣，就可能引發過度換氣症候群。過度換氣是因為血液中二氧化碳濃度不夠，造成肌肉不正常收縮所致。諸如此類的症狀經常出現在年輕女性身上，發生的時候，呼吸會變得又淺又短。患者總以為自己缺氧，因而更大口、更急速的呼吸，想讓自己吸入更多氧氣，卻不知道這樣的舉動，反而會讓情況變得更糟。

其實，胸悶發生時，只要暫時停止呼吸就可以了。所謂的「暫時停止呼吸」，就是閉氣止息，這個動作之所以能夠緩和緊張情緒，原理在於能留住二氧化碳，改善肌肉不正常收縮情況，減緩呼吸換氣的頻率，讓呼吸不再又淺又短，這麼一來缺氧的感覺就能得到解除。因此，不論是胸悶，還是過度換氣，只要試著減緩呼吸頻率（或者是直接閉氣幾秒），數分鐘後就能獲得明顯緩解。

引起胸悶的原因，當然不只有自律神經失調，畢竟胸部範圍很大，有許多器官（如心臟、肺、肝）跟神經分布於其中，任何一處發生病變，都有可能引發胸悶、胸痛，但大多數都不是太嚴重、難以治療的疾病，大家不要過度緊張。

自律神經失調所引發的呼吸困難，經常會在入睡、緊張時出現。此時只要放慢呼吸速度，慢慢深呼吸，就不會胸悶，也不會呼吸困難了！

舒緩胸悶呼吸法：柔軟胸腔呼吸法

胸悶的時候，你可能會覺得胸口像是被大石頭頂住一樣，呼吸不怎麼順暢，不管怎麼用力吸氣都吸不飽，不論怎麼努力吐氣都吐不盡。這時候，人的直覺反應通常是「卯起來吸氣」，殊不知，這樣不僅對解除胸悶無益，還可能讓情況更糟。

我們都知道，吸氣能夠增加血液中的含氧量，卯起來吸氣，當然就會使得血液中氧氣更多，二氧化碳量相對減少。這時候，交感神經容易興奮，肌肉過度收縮，沒辦法放鬆，使得呼吸更加不順暢，加重胸悶不適。

若胸悶是肌肉過度緊繃所引起，應該做的當然就是放鬆肌肉，而深呼吸正是放鬆肌肉最簡單的方式之一。接下來，就讓我們好好學學怎麼深呼吸，讓肌肉獲得放鬆，一起成功把胸口那塊大石頭移開吧！

步驟：

1. 坐在椅子上，雙腳輕輕踏地，雙手自然垂在大腿兩側（站著進行也可以）。
2. 鼻子緩緩吸氣，雙手慢慢舉起至與地面平行，大約舉至腋下的高度。
3. 噘起嘴巴慢慢吐氣，雙手慢慢放下，最後自然垂放於身體兩側。
4. 盡量放慢吸吐速度，每個動作以能持續六秒為目標。若一開始達不到也沒關係，盡力即可。

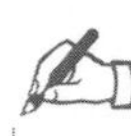

郭醫師貼心處方箋

舒緩胸悶伸展操：左右開胸操

壓力，經常是引發胸悶的主要原因。根據我的觀察，胸悶經常困擾著上班族。通常我會建議患者養成深呼吸的習慣，不論胸悶是不是「進行式」，可以的話盡量用腹部深呼吸。如此一來，能有效減少胸悶的頻率。

除了深呼吸之外，我們也可以在日常生活中，透過輕緩的肢體運動，來改善胸部肌肉緊繃、以及氣血循環。

步驟：

1. 採站姿。左手背貼在後背上方中央區域，右手繞過後腦杓，用大拇指和食指抓住左耳的尖端。
2. 用鼻子緩緩吸氣，身體向右彎曲。
3. 用嘴巴或鼻子緩緩吐氣，慢慢將身體回正。
4. 重複十次。換邊後，再進行十次。

許多患者告訴我，胸悶、呼吸困難最嚇人的地方，不在於「它可能是疾病的警訊」，而在於來臨時，那令人感到恐慌的恐怖感受。「你真的會覺得，自己離天堂不遠了！」病患A搖搖頭，帶著

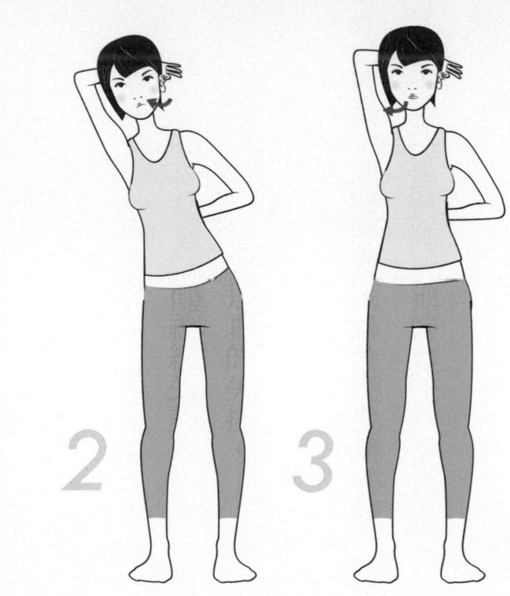

一副不敢再想的表情告訴我，胸悶、呼吸困難發作時他內心的想法。

胸悶、呼吸困難可能發生在任何情況下，入睡前、睡眠中，抑或是從事靜態、動態活動時面對這不速之客，我們可以怎麼做呢？

◉發生胸悶、呼吸困難時，別緊張、恐慌。先保持鎮定，停止呼吸。再吐氣、吸氣，並放慢呼吸的速度，數分鐘後，狀況多半能獲得改善。

◉壓力大時容易發生胸悶的人，建議抓住機會，就多做擴胸伸展運動。

◉學會紓解壓力。長期處於高壓狀態，很容易提升胸悶發生的頻率。

◉若不確定發生原因為何，建議先至胸腔內科、心臟科接受完整檢查。

6 手麻

手麻是很多人的老毛病之一，造成手麻的原因眾多，但多數人總認為手麻肯定是「血路不通」、「循環不良」所致，因此經常小看了這個問題。

我所接觸過的患者當中，很少有人一開始就正視「手麻」這個不適症狀。他們最常做的，就是手麻的時候甩甩手，甚至直接當它不存在，直到最後受不了，才心不甘情不願到醫院檢查。

可惜，許多患者們前往醫院就醫，經過一連串電神經學檢查，如神經傳導及肌電圖檢查，還有影像檢查等，還是無法確診。直到來到我的門診，才知道手麻是因為自律神經失衡所引起。

自律神經失衡會造成手腳感覺異常，如麻痺、感覺遲鈍、觸電痛感、疼痛等，且經常會合併呼吸困難的症狀（過度換氣是導致手麻常見原因）。主要還是跟情緒、壓力有關。除了藥物治療之外，我通常會建議患者們進行腹式呼吸，並試著找出壓力來源，嘗試化解。

當然，並非所有手麻都是因自律神經失調而引起，提醒各位讀者，手麻的時候，要多注意一下，到底是哪幾隻手指會麻？哪個部位會麻？手背麻還是手掌側麻？提供越多訊息，對於醫生的診斷越有幫助。

手麻的情況	可能的疾病／原因
手腳、臉部或身體半邊麻木	腦中風
手腳麻木、舉不起來	肺血栓、肌肉壞死
手麻麻脹脹	末梢血液循環不良
天氣變化時，指尖、手掌與下肢明顯麻痛	自體免疫疾病，如紅斑性狼瘡、類風濕性關節炎、僵直性脊椎炎
手麻、對痛覺反應敏感、呼吸困難	自律神經失調
手麻且無力	藥物、電解質失衡
只有特定拇指、食指、中指會麻，無名指只麻一半	腕隧道症候群
只有小指麻，無名指麻一半	肘隧道症候群
手麻且有痠痛感，不適感從頸部一路沿著手臂延伸至手指	頸椎退化狹窄、椎間盤突出

化解壓力、解除手麻呼吸法一：完全呼吸法

壓力所引起的手麻，通常來得又急又快。想要擺脫它，找出影響心情、引發緊張

情緒的原因，並針對原因化解壓力源頭，是不二法門。

自律神經失調症狀表現多樣化，表現在肢體末梢上的，通常不屬於主要族群，還滿特殊的。根據我的經驗，除了手腳麻痺外，有些人會有嚴重疼痛感，常覺得手指、腳趾紅腫熱痛。

緩解壓力的方法眾多，在此提供一種「完全呼吸法」。感到緊張、情緒不佳時，它就能派上用場。

步驟：

1. 坐在椅子上，雙腳踩地，雙手自然放在大腿上。閉眼將氣吐盡。
2. 用鼻子慢慢吸氣，讓腹部慢慢鼓起。
3. 憋氣，張開肋骨，讓肋骨下方往左右兩邊張開，再來是肋骨中央，再來是鎖骨。這時，腹部會自然凹下去。這時要發揮點想像力，集中精神在放鬆胸腔上，同時憋氣。
4. 肺部完全充滿空氣後，稍微吐掉一點，憋氣，並放鬆胸部。這時腹部會自然鼓起。試著將所有空氣推進腹部。

5. 噘嘴，慢慢將腹部的空氣吐出來。

6. 重複動作，進行五分鐘。

「完全呼吸法」屬於較高階的腹式呼吸，不論是誰來學，都需要好一陣子，才能掌握訣竅，即使是我也花了不少時間。若真的覺得這個呼吸法太難，也可以進行簡易的腹式呼吸。記住，呼吸是為了幫助放鬆，若學習呼吸成了一種壓力，那我會建議換個方法呼吸！

化解壓力、解除手麻呼吸法二：伸懶腰呼吸法

自律神經失調一族，不外乎是生活在高壓力下的一群人。壓力有時候非常不識相，經常不請自來。想要關上門，將其阻擋在生活之外都很難。當壓力引起手麻現象時，代表你的身體正在高聲疾呼：我需要放鬆！這時候，別再選擇刻意忽視身體的聲音，你應該要起身動一動，放鬆你的情緒，手麻就會逐漸消失了。

接著，我將介紹一個非常簡單的呼吸法——「伸懶腰呼吸法」。不是高難度動

作，卻能讓全身肌肉變柔軟，達到全身運動的效果。

步驟：

1. 採站姿。雙腳打開與肩同寬，身體與肩膀放輕鬆。
2. 慢慢吐氣，將上半身往前傾，盡量讓肩膀更沉一點。試著花四至六秒鐘吐氣。

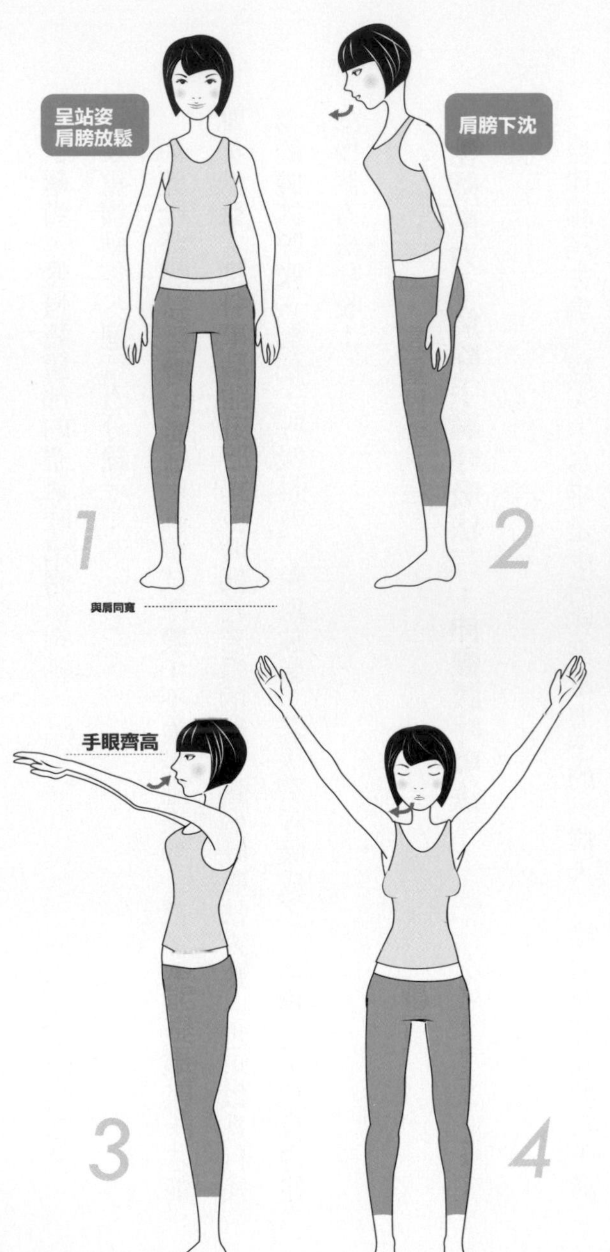

3. 用鼻子慢慢吸氣，前傾的上身逐漸回正，並將雙手自然往前舉起至眼睛高度，一樣試著花四至六秒鐘吸氣。
4. 邊吐氣，一邊像伸懶腰一樣，高舉雙手，直到雙手打直成V字形為止。
5. 慢慢吸氣，並將手放下，直到回復自然站姿。
6. 重複動作五次。

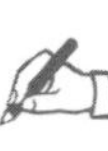

郭醫師貼心處方箋

引起手麻的原因眾多，不同原因有不同對策。接下來，我針對自律神經失調所引起的手麻，提供一些簡單生活保健概念。

◉積極找出讓你情緒緊繃的原因，才能對症下藥。頭痛醫頭，腳痛醫腳，是無法改善問題的喔！

◉知道原因就需積極改善。有些人明知壓力來源，卻遲遲不肯面對，或者不改進，這對改善自律神經失調百害而無一利。別再為自己找藉口了，不斷加班的請別再加班、睡不好的請設法讓自己多睡點、生活沒重心以至於愛胡思亂想的，請找點事來做。

◉有壓力試著說出來。訴說是抒發壓力的良好管道。

◉找出對抗壞情緒的好方法。運動、聽音樂、看電影、看書都是。

7 手腳冰冷

手腳冰冷雖然不完全是女性朋友的專利，但它的確好發於女性身上。我們的手腳位於身體末端，熱能在運送過程中容易流失，要順利到達末梢，本來就比較不容易。身體受寒時，大腦經判斷，認為身體太冷，應該要保持體溫跟能量，於是下令心臟：「保留實力，別送太多血液到末梢去」，還會想辦法讓末梢血管變細小。如此一來，血流到不了手腳，手腳自然就冰冷了。

上述手腳冰冷狀況，屬於生理性。大概每個人都會有一、兩次經驗。通常，只要吃暖一點、穿暖一點，外加動一動手腳，促進血液循環，冰冷情況就能立即改善。但有些人即便穿上毛襪、戴上手套，手腳依舊像冰棒一樣，任憑做再多保暖動作都沒有用，這多半是自律神經失調所引起。

自律神經中的交感神經，負責血管收縮，副交感神經負責血管擴張。兩者合作無間，才能讓血流順暢。當自律神經失衡，血流調節變差，末梢部位的血液循環就容易不良，導致手腳冰冷。

「那我該怎麼辦啊？我可不想一年四季，手腳都跟冰棍一樣。」還是老話一句，好好深呼吸吧！調整好你的自律神經，溫熱的血液就會流遍你手腳的各個角落啦！

改善手腳冰冷呼吸法：暖手活血呼吸法

我口中的深呼吸，指的是運用到腹式呼吸的呼吸方式，可以是單純腹式呼吸，也可以是胸腹呼吸。

腹部呼吸為什麼這麼重要？要知道，除了大腦、心臟、肺部之外，我們身體內的重要器官，幾乎都藏在腹部。腹部有大量的血管、神經，多刺激它，讓它多活動，生理運作會更理想。

透過腹式呼吸，能增加血液中的含氧量，提升熱能，同時改善血液循環，調節自律神經，如此一來，要告別手腳冰冷就不再是難事了！

步驟：

1. 坐於椅子上，雙腳踩地，雙手自然放在大腿上。閉眼吐氣吐盡。
2. 用鼻子慢慢吸氣，想像熱能正被你吸入。可以的話，吸氣維持六秒鐘。
3. 憋氣。腦海中想像熱能正慢慢傳送到身體各個角落，尤其是手腳。
4. 嘴巴嘛起來，微微張開，並慢慢吐氣。
5. 重複進行十分鐘。

郭醫師貼心處方箋

暖活手腳伸展操：臂晃暖身操

老是冰手冰腳的，不僅自己不舒服，別人不小心碰到，也會嚇一跳。不僅如此，冷冰冰的雙腳，還極有可能導致失眠。對很多女性朋友來說，冰冷的手腳簡直就是生活中的大夢魘，尤其寒流來襲時更是凍得不像話。

想要解除自律神經失調所造成的手腳冰冷，最有效的方式，當然就是想辦法將失控的自律神經調整回正常狀態！除此之外，建議大家也多做「臂晃暖身操」，動一動手腳，改善冰冷狀態。

步驟：

1. 採站姿。雙腳打開，腳尖朝前勿向外，雙腳之間的距離比肩寬再多一

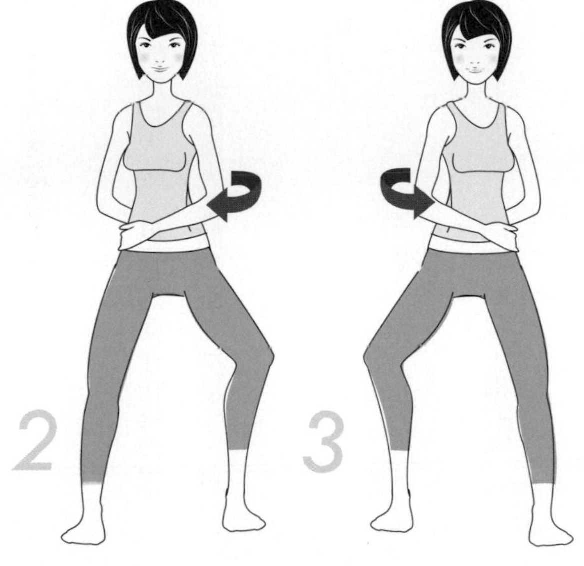

些。雙手放鬆，自然垂在身體兩側。

2. 左腳膝蓋彎曲，靠腰部力量帶動上半身轉向右邊，雙手自然甩動，右手手背輕輕敲在左後腰靠近左腎的位置，左手手掌則輕敲在右腰上。

3. 換邊。右腳膝蓋彎曲，靠腰部力量帶動上半身轉向左邊，雙手自然甩動，左手手背輕輕敲在右後腰靠近右腎的位置，右手手掌則輕敲在左腰上。

4. 重複進行五分鐘。

手腳冰冷雖然不至於成為女性追求美麗、健康的頭號大敵，但它的存在彷彿像根小刺，夠惱人的。要擺脫冷冰冰的手腳，其實沒有那麼難，從飲食跟生活著手，就能幫手腳找回溫度！

飲食保健方法

◉均衡飲食：身體的生理運作，需要各種營養素來支持。均衡飲食，攝取多元的營養素，才能使大腦、神經功能正常。

◉**補充維生素A、C、E：**維生素A、C能提供身體的禦寒力，並保護血管健康；維生素E能幫助擴張末梢血管，讓血液能順利通達手腳。一般而言，只要六大類食物都攝取，蔬果多吃，就能達到身體所需。

◉**攝取足夠的菸鹼酸：**菸鹼酸能使末梢神經舒張，維護神經、循環系統的穩定與健康。富含菸鹼酸的食物，如動物肝臟、酵母、豆類、堅果類。

◉**使用辛香料：**大蒜、蔥、薑、咖哩等辛香料，是天然又能促進血液循環的食材。烹飪時不妨聰明利用一下。

生活保健方法

◉**多運動：**逮到機會就動動手、甩甩腳。要告別手腳冰冷，不見得非得把自己搞得筋疲力盡，簡單的運動就能達到暖和效果。有時候，放慢動作速度，效果更好。

◉**睡前泡腳：**當手腳冰冷影響睡眠時，不妨在睡前用熱水局部泡手、腳。完畢後做好保暖措施，趕緊藏入棉被裡，換得一夜好眠。

◉注意保暖措施：手腳容易冰冷的人，保暖措施輕忽不得，以免大腦又下達指令，讓血液更難達到末梢，加重不適。圍巾、帽子、手套、衛生衣是實際又有效的保暖工具。

◉別餓肚子：餓肚子、盲目減肥、減少熱量攝取，都可能影響體內脂肪儲存量。體內熱量過低，溫度自然降低。

8 腰痠背痛

根據我的坊間調查，現代人（尤其是上班族）最常碰到的肌肉痠痛問題，分別是肩頸僵硬、腰痠背痛。經常在忙碌了一天後，才赫然發現這兩種痠痛又準時報到了。回家休息一下，泡個熱水澡，固然能稍稍緩解令人感到不舒服的痠痛，但今天過完，它又再來，永遠沒有擺脫的一天。除了無奈，還是無奈。

在上班族裡「蔓延」的腰痠背痛，可能是疾病的警訊，例如椎間盤突出、僵直性脊椎炎等，也可能是單純因為姿勢不良所引發的。「工作壓力已經夠大了，還來個椎間盤突出，老天會不會太愛捉弄人，太過分了點！」身為上班族的你，應該是這麼想的吧！好在，老天還不至於這麼狠心。約莫有九成的腰痠背痛，都只是單純由不良姿勢所引起。通常，只要找出癥結點，「對症下藥」好好調整一番，再搭配好好休息，就能解決。

在我的患者之中，有腰痠背痛困擾的人不計其數，早些年我自己也是受害者。以往，我以為勞動者較容易有腰痠背痛的問題，後來才發現，就機率而言，若腰痠背痛是因姿勢不良而起，那麼不動的人比勞動的人還可能發生。

依稀記得，那時我對於腰痠背痛也是採取忽視的態度，直到有一天，連起床都感到不舒服時，才意識到問題的嚴重性。深究原因，發現自己總是喜歡拱著肩膀跟背部，連拿滑鼠的手腕也是彎曲的。一整天看診下來，換姿勢的機會少之又少。即便起身，回到座位上，身體又整個拱起來，上背肌肉一直處於緊繃用力狀態，一天下來自然受不了。

就像對付肩頸僵硬一樣，多數人對付腰痠背痛的方式，不外乎按摩、推拿、貼痠痛貼布。按摩、推拿或許可以緩解肌肉層次較淺的背痛，但背部肌肉有三至四層，假設痛點在深層肌肉，按摩、推拿就會失效了。且如果是在發炎急性期，即便連層次淺的背痛，按摩、推拿都無助於緩解痠痛。至於痠痛貼布，若是不含消炎鎮痛成分，只含薄荷、辣椒膏等成分，更是只具舒緩效果，無法治療，且不管是哪一種貼布，都只能治標，不能治本。

那麼，這世界上有沒有治療腰痠背痛的神奇小藥丸呢？很可惜，目前還沒有。但我能提供大家一種不花錢、不用看醫生的自療方法，那就是呼吸。

趕走背痛呼吸法：仰躺扭腰呼吸法

西元一九〇六年諾貝爾生理醫學獎得主，被譽為現代神經生理學之父的卡哈爾醫生（Santiago Ramóy Cajal），終其一生鑽研於神經科學。這位西班牙醫生曾提出一個理論：人的肚子會生產一種叫做「間質細胞」的物質，而這種物質在「肌肉」和

「關節」運作中，扮演著舉足輕重的角色。

長期以來，我們習慣短淺呼吸，這會降低腹部肌肉的柔軟度，並且抑制、影響脊椎關節的生理活動。因此，要透過腹式呼吸，幫肚子進行按摩，同時改善脊椎一帶肌肉、關節的運作，藉此改善甚至終結長期的腰痠背痛。

接下來，深受腰痠背痛困擾的朋友，不妨一起依循下列步驟，好進行腹式呼吸。

步驟：

1. 仰躺，雙腳膝蓋彎曲。雙手平行往兩邊呈一百八十度張開，手掌貼地，肩膀記得要放鬆。
2. 吐氣，慢慢將雙膝蓋往左邊倒、臉往右邊轉，慢慢扭腰。雙手、肩膀不離地。盡量讓雙膝碰觸到地板。
3. 吸氣，回復步驟1，使用腹式呼吸。
4. 吐氣，換邊。將膝蓋往右邊倒、臉往左邊轉，慢慢扭腰。
5. 吸氣，回正。
6. 左右兩邊，各進行五次。

1

肩膀放鬆

仰躺

腳掌貼地

2

手與肩膀不離地

膝蓋碰地板

在進行此呼吸法時，記得全程都要使用腹式呼吸。腹式呼吸能提高腹壓，訓練腹肌和背肌。此外，腰痠背痛經常是姿勢不良所引起，姿勢不良容易讓肌肉失去平衡。若發現有哪一邊不容易扭轉，可以刻意多扭幾次。

想要透過呼吸改善腰痠背痛，請記得隨時使用腹式呼吸。在工作場所不適合同時

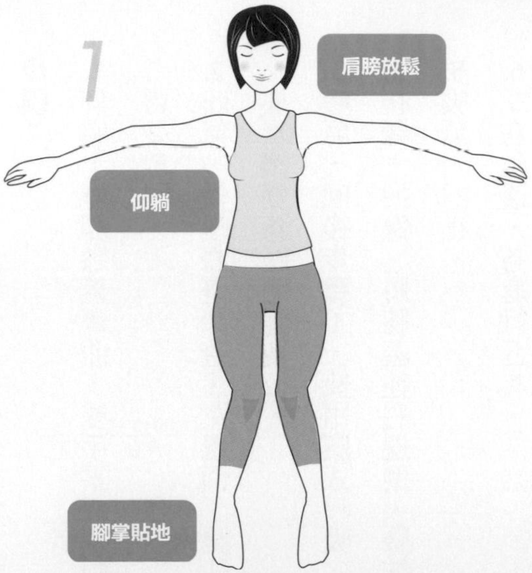

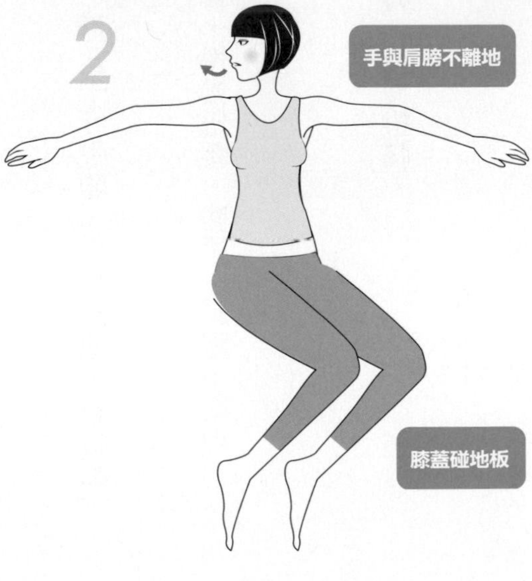

扭扭脊椎的時候，可以簡單採用腹式呼吸。透過呼吸，讓腹肌和背肌發揮如同馬甲的功能，幫忙支撐上半身。這麼一來，你的腰背會更舒服、放鬆。

當然，腹式呼吸能改善的，是針對姿勢不良、肌肉乏力所引發的腰痠背痛。如果背痛持續一個月以上還未能改善，建議大家立刻就醫，請專業醫生幫忙檢查。

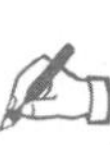

郭醫師貼心處方箋一

改善腰痠背痛的伸展操：拉拉肌肉，趕走背痛

結束了忙碌的一天之後，拖著疲憊、痠痛的軀殼離開工作崗位。這時候，應該很多人巴不得能衝進ＳＰＡ養生館、舒療按摩工作室，期盼專業的按摩師，用他／她那雙有魔力的雙手，好好撫慰緊繃過度的背部。

其實，用不著撒這麼多銀子，每個人在家裡，也可以輕輕鬆鬆，透過伸展運動，幫自己的背部「馬殺雞」一下。該怎麼做呢？接下來我介紹幾種伸展操，請各位配合深呼吸，在放鬆的狀態下，一步一步來。

伸展操一：進階背部伸展操

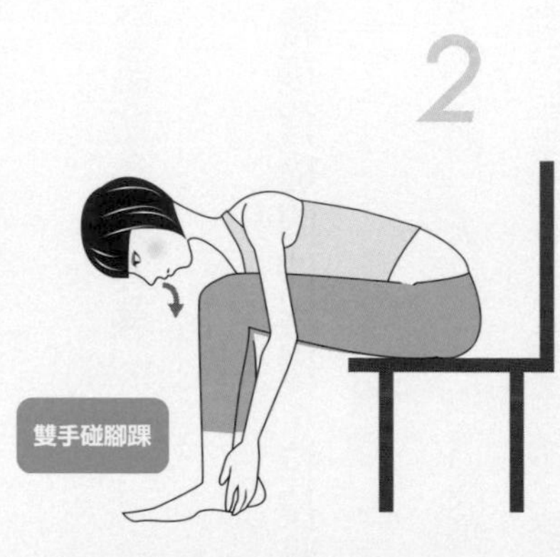

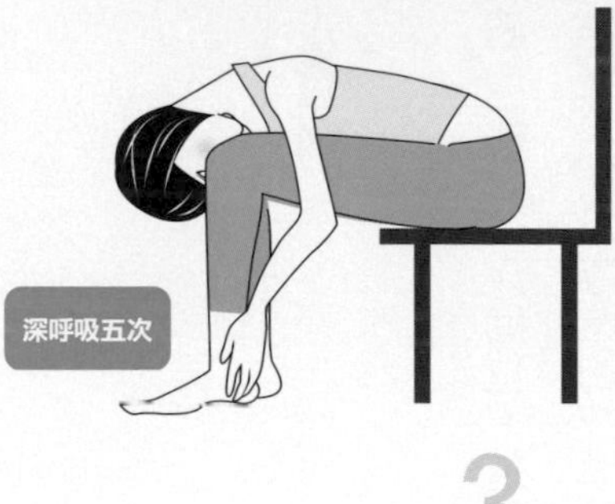

步驟：

1. 坐在椅子上。雙手自然放在膝蓋上，腳平放在地板上，用鼻子慢慢吸氣。
2. 用鼻子或嘴巴慢慢吐氣，身體慢慢向前彎曲，直到雙手碰到腳踝。
3. 鼻子吸氣，盡量讓身體往下彎曲，頭部自然垂在雙膝之間。進行五次深呼吸。

4.鼻子吸氣，回到步驟1。

5.重複五次。

伸展操二：坐姿前彎操

步驟：

1.坐在地板上，雙腳伸直，腰背打直。

2.吐氣時，慢慢彎下腰。雙手自然伸直直到碰觸到腳尖。脖子、肩膀白然放鬆。

3.進行五次深呼吸。第五次吐氣時，回到步驟1。

伸展操三：地板抱膝柔軟操

步驟：

1.仰躺。身體放鬆，肩膀、背部貼著地面。

2. 用鼻子緩緩吸氣。

3. 雙腳舉起後彎曲，慢慢吐氣。

4. 吸氣，上半身維持平躺，雙手抱住膝蓋，朝胸部方向拉近。

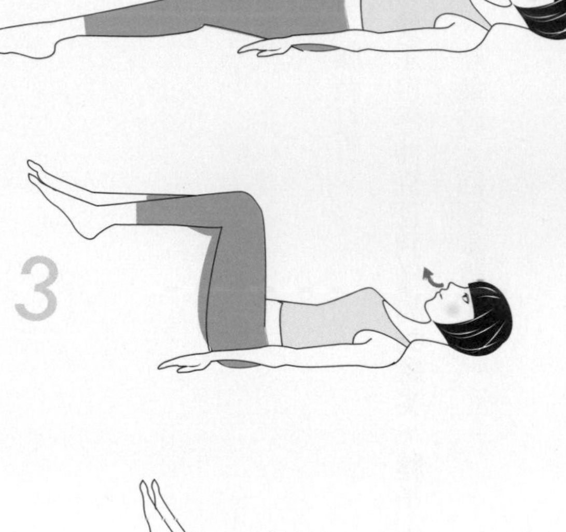

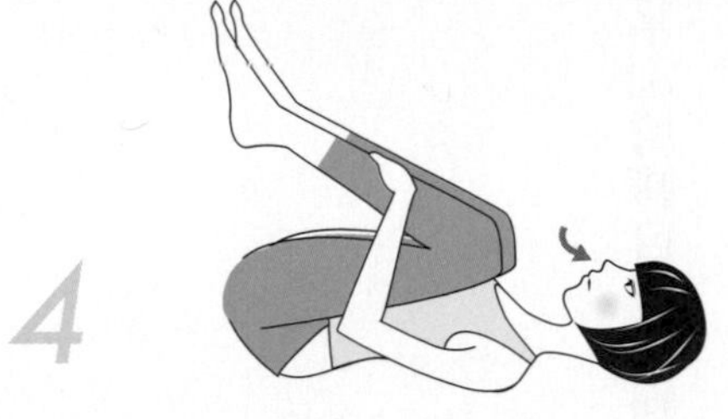

5.維持動作不變，進行五次深呼吸。
6.第五次慢慢吐氣後，回到動作2。
7.重複步驟2至6，共十次。

伸展操四：椅子胸腹呼吸操

步驟：

1.準備一張椅背高度略低於腰部的椅子。站在椅背後方，身體向前彎曲，手扶椅子，雙腳打開與肩同寬。膝蓋微微彎曲。
2.拱起背部，尾骨向下，放鬆肩膀，用腹部呼吸。
3.吐氣時用力縮小腹。進行五次深呼吸。
4.換動作。身體彎曲與地面平行。手扶椅背，手臂打直，雙腳伸直。用胸腹一起呼吸，特別感受胸腔打開的感覺。
5.進行五次深呼吸。

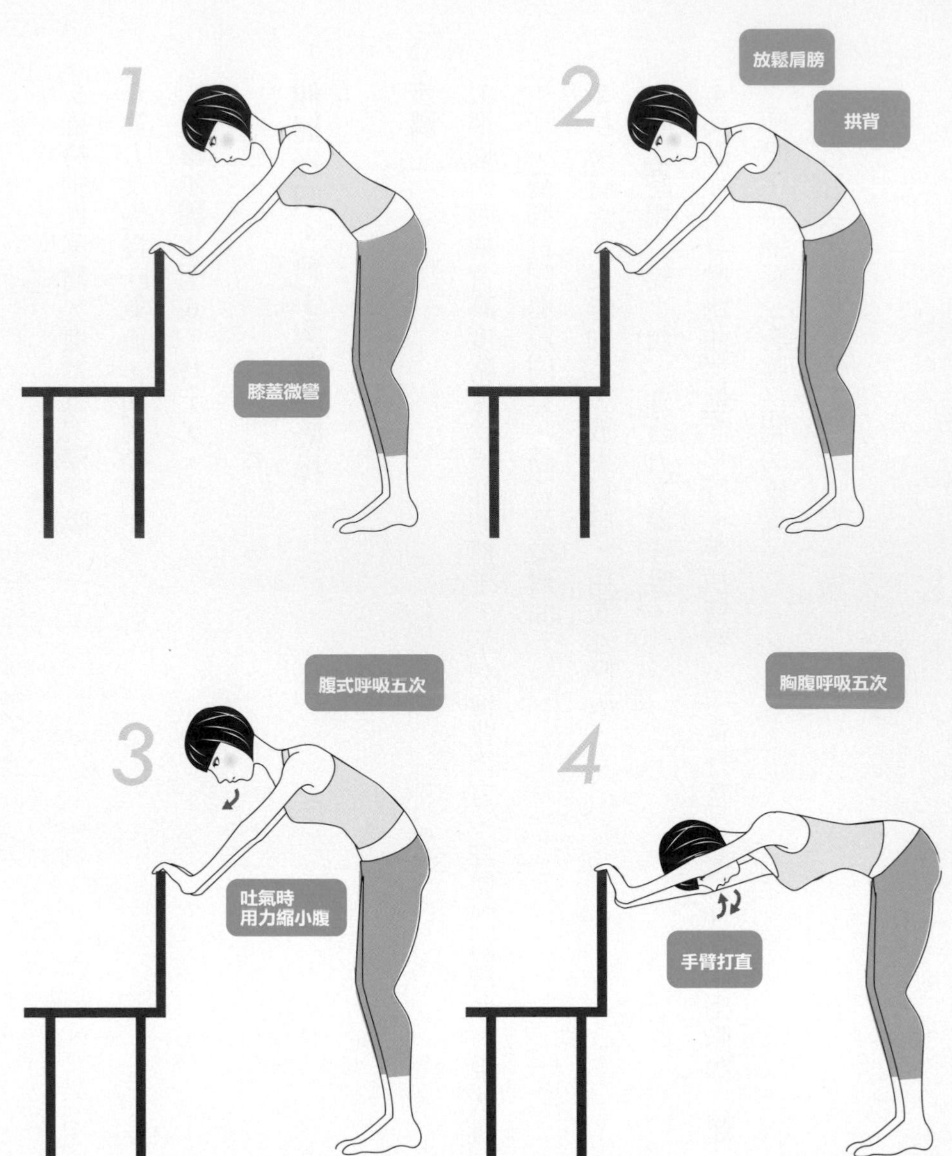
1
膝蓋微彎
2
放鬆肩膀
拱背
3
腹式呼吸五次
吐氣時
用力縮小腹
4
胸腹呼吸五次
手臂打直

這個動作同時可以緩解肩膀的不適。舉凡肩膀、背部有痠痛僵硬症狀者，都可以抽空在家裡做。

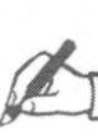

郭醫師貼心處方箋二

不想再與腰痠背痛為伍，首先要正視腰痠背痛這個問題。最好不要再抱著鴕鳥心態，以為睡了一覺，隔天腰痠背痛就不會找上門。或許你會說：「睡了一覺之後，的確舒服多了啊！」沒錯，不過，隨著時間流逝，忙碌了一整天之後，腰痠背痛還是會無聲無息出現的。

到底該怎麼避免、解決腰痠背痛，這令人困擾的老毛病？接下來我將告訴你，你能怎麼做。

◉**熱敷**：用熱水將毛巾沾濕，擰乾後對摺，敷在痠痛部位。

◉**泡熱水澡**：泡熱水澡能促進血液循環，讓緊繃一天的肌肉放鬆。

◉**注意姿勢**：工作、閱讀的時候，身體請維持挺直狀態，尤其注意頭、頸不要前傾，這樣會導致上背肌肉長時間處於緊繃使力狀態，造成痠痛。

◉**增加休息時間：**千萬不要開始工作後，屁股就直接黏在椅子上，動也不動。可以的話，每個小時休息五分鐘，做一做手腕、肩膀、背部的放鬆操。

◉**找一張適合自己的椅子：**對長時間需要伏案工作的人來說，除了姿勢不良之外，一張不及格的椅子往往是造成腰痠背痛的罪魁禍首。椅子的高度一定要配合工作檯，讓視線略高於電腦螢幕、手肘高度與桌面同高、雙腳自然垂放時能剛好踏在地板上，且椅子的深度要能容納整個臀部及大腿。

◉**少背單肩包：**單肩包容易讓身體歪一邊，長期下來脊椎容易受傷。若要背單肩包，建議定時換邊，或用手提。

◉**減少包包內的攜帶物：**雙肩包能平均分擔重量，對肩膀、背部較具保護作用，不過有些人仗著雙肩包的保護作用，總是把一堆東西放進包包內，長久下來對脊椎也是會有傷害的。

◉**少穿過高的高跟鞋：**女性朋友為追求美觀，動不動就足蹬三寸高跟鞋，小心引來一堆病痛。建議若工作環境允許，請選擇二至三公分高的鞋子就好，或在辦公室準備一雙平底鞋、拖鞋。若無法避免，則走路、站著的時候，一定要收小腹，以免造成脊椎壓力。

◉**運動**：運動有助於強化肌肉，尤其像走路、太極、瑜伽、彼拉提斯等運動，能訓練核心肌群（也就是我們腹、背部的肌肉群）。核心肌群若有力，能提供脊椎足夠的支撐力，減少背部痠痛的機率。

9 腸胃不適

「郭醫師，跟你講一件很好笑的事喔！我昨天晚上又鬧肚子了，結果，我們那一桌有七個人，同時拿出腸胃藥給我。你說誇不誇張！」

武先生，今年四十歲，是一間科技公司的業務經理。白天的工作忙得分身乏術，下了班也很難喘口氣，經常直奔某某餐廳，跟客戶「把酒言歡」拉攏關係，為的當然就是那一張張合約，以及那一次次的合作機會。然而，長期緊繃，加上喝酒、飲食油膩的結果，武先生的腸胃三不五時都在鬧情緒。

武先生的經歷告訴我們一件事：腸胃不適的人口真多！根據調查，現代人大約平均每三人中就有一人腸胃不適，也莫怪武先生同一桌朋友，有這麼高比例的人隨身攜帶腸胃藥了。

俗話說：三折肱而成良醫。這些隨身攜帶腸胃藥的人，大概都可以說是自己的醫生。不過，請原諒我不禮貌的說一句：是醫生但絕不是良醫。許多人腸胃不適，經常到藥房買腸胃藥解決。症狀或許是緩解了，不過，它肯定會再出現，光靠藥物，無法徹底解決問題。

我在十一年前，就提出功能性腸胃疾病的特徵。功能性腸胃疾病指的是經常反覆發作的慢性腸胃不適。粗略可分為「上腸胃道」和「下腸胃道」。反應在上腸胃道（食道、胃、小腸）的腸胃不適，多半是消化不良；反應在下腸胃道（大腸）的腸胃不適，多半是腹瀉、便祕，如大腸激躁症。功能性腸胃疾病還經常伴隨著神經質、胸悶等症狀。

不論是大腸還是胃，要發揮正常作用，都需要神經（交感、副交感和腸黏膜下肌肉層神經網絡）、大腦和內分泌三者一起攜手合作。壓力、情緒容易使自律神經失去平衡，進而影響其他兩者的表現，最後三方協調紊亂，就會出現腸胃問題。總地來說，功能性腸胃疾病如大腸激躁症，是自律神經失調的表現，而壓力、情緒則是引發自律神經失調的主因。

那麼，情緒跟壓力是怎麼影響腸胃的呢？情緒激動時，交感神經亢奮，這時候交感神經會讓血液供給集中在心、腦、肌肉等重要器官。胃液的分泌則受到抑制，蠕動會變慢；在大腸方面也會造成肌肉收縮和感覺異常，進而引發一系列腸胃問題，如食慾變差、腹脹、持續便祕或腹瀉，或者便祕、腹瀉兩者輪番交替。

沒有腸胃問題的人，大概很難理解「腸子危機」有多難應付。雖然，功能性腸胃疾病屬於良性疾病，沒有器官病變，但不時脹氣、打嗝；一下子便祕，一下子又是腹瀉的悲慘滋味，真的很讓人抓狂。套一句患者跟我說的：「那簡直就是夢魘！」

不曉得正在閱讀此書的你，是不是也是腸胃不適的受害者；是不是也跟我多數的患者一樣，即便經過一連串反覆求醫、檢查、抽血等過程（根據統計，平均每年每人做一・七六次胃鏡、治療二・三年、平均使用七、八種藥），醫師的解釋還是莫衷一是，沒有辦法給予明確的診斷。若是，那麼恭喜你，接下來，我將提供你幾個對付「腸子危機」的好方法，讓你快快擺脫惱人的腸胃問題。

趕走便祕、腹瀉呼吸法：腹部按摩呼吸法

「腸胃不適沒關係，腹式呼吸就可以搞定！」這是我常跟患者說的一句話。呼吸跟腹部之間，有著緊密的關聯。接著，就由我為大家揭開這神奇的祕密吧！

親愛的讀者，你認為人有幾個腦呢？一直以來，我們都認為人只有一個腦，那就是大腦。不過，西元一九九六年，美國哥倫比亞大學解剖和細胞生物學系的主任邁克・格爾森（Michael D. Gershon）提出「第二大腦」的概念。他認為，每個人都有第二個大腦，而這個大腦就藏在腹部，稱之為「腹腦」。（雖然我個人認為，第二個大腦是心臟，第三個大腦才是腹腦。）

格爾森教授認為，腹腦與大腦、脊髓之間有連結。他明確指出大腦與腹腦之間，透過「迷走神經」來進行聯繫。但腹腦又相對獨立於大腦，負責消化、吸收。研究

顯示，「腹腦，指的就是腸胃神經系統」。腹腦擁有大約一千億個神經細胞，與大腦細胞數量相等。且它還能夠像大腦一樣感受我們生理、心理上的傷痛、情緒變化等。當腹腦生病時，不僅消化功能會失調，還可能導致情緒問題。另一方面，當腦部中樞感覺緊張或恐懼時，腸胃也會做出相對的回應，也就是痙攣和腹瀉。

此外，自律神經與腸道之間的關係，也相當密切。大腸透過自律神經和大腦連結，自律神經可以說是大腸協調性、血液循環、感覺……等的主宰者。當自律神經失衡，大腸很容易跟著出狀況。自律神經又受到情緒的影響，與大腦、腹腦有著扯

◉郭醫師小常識╳何謂「迷走神經」？

人體的神經系統，大致可分為「中樞神經」和「周圍神經」。中樞神經包括腦和脊髓；周圍神經指的是由腦或脊髓所發出，延伸分布到全身的神經（自律神經正是周圍神經的一部分）。其中，腦神經有十二對，脊髓有三十一對。迷走神經是第十對腦神經，起於頭顱，沿著脖子向下，通過胸腔進入腹部。它是腦神經中，最長、分布範圍最廣的一組神經，含有感覺、運動和副交感神經纖維，遍布於心血管系統、呼吸系統和消化系統。

不斷的關聯。

總結來說，若是我們能進行自律神經以及腹部調理，那麼對於身體、心理上都有正面幫助。我們知道，腹式呼吸能調節自律神經的活性，另外，進行腹式呼吸時，橫膈膜下降，刺激迷走神經，使得迷走神經產生適當的反應，可以幫忙腸胃蠕動，進行一場調理運動。看到這裡，你應該知道，為什麼我說「腸胃不適沒關係，腹式呼吸就可以搞定！」。

接下來，就請大家一起練習，對付腸胃不適最簡易、最有效的腹式呼吸。

步驟：

1. 坐在椅子上，雙腳自然輕踏在地面，背部打直，雙手放在肚子上。
2. 緩緩地用鼻子吸氣，想像空氣慢慢進入腹部，讓肚子充滿氣。用手來感覺腹部的起伏。
3. 用鼻子或嘴巴緩緩吐氣，同時用雙手壓住腹部，隨著吐氣的節奏，放鬆頸部，頭部自然垂下，背部呈圓弧狀。

這個呼吸運動有兩個主要目的，一是按摩腹部，一是藉由大量且緩慢的呼吸，活化迷走神經進而加強副交感神經系統的活性，降低交感神經的作用，讓腸胃不再亂糟糟。建議呼吸的時候，盡量把氣吸滿、把氣吐光，不要急躁，最好能做到吸氣六秒鐘，呼氣六秒鐘。

如果你能掌握住腹式呼吸的訣竅，經過一陣子的練習後，應該就能做到讓空氣自由進出腹部。這時候，你會感覺到肚子好像重獲新生一樣，昔日沉甸甸，無精打采，今日則是充滿活力。只要持之以恆，不用花太多時間，你的腸子危機就能解除警報了！

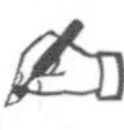

郭醫師貼心處方箋一

解決腸胃不適伸展操一：腹腦健身操

美國腸胃協會說：「好的腸胃比好的大腦重要。」相信長期受功能性腸胃疾病所苦的人，看到這句話肯定點頭如搗蒜。功能性腸胃疾病儼然成為新的現代文明病，其中，大概每五個人之中就有一個人，飽受大腸激躁症之苦。

自律神經失調是造成腸躁症的原因，壓力則是引發腸躁的催化劑。想要跟便祕、腹瀉的輪番攻擊說再見，我建議你好好進行腹式呼吸。用簡單的呼吸，來調節自律神經的活性。一來改善大腸的血液循環，讓大腸的收縮功能回復正常。另一方面，促進大腸蠕動的協調性，能改善排便的異常現象。

記住，不論何時，只要用腹部呼吸，就能擁有健康的腸胃。接下來，請別猶豫，也別懷疑。一起動一動，趕走討人厭的腸胃問題。

步驟：

1. 採站姿，背打直，雙腳打開與肩同寬，雙手自然垂放兩旁。
2. 用鼻子慢慢吸氣，把氣吸到腹部。吸氣的同時，握緊拳頭，彎曲手肘，雙手放在身體兩側，將拳頭舉至與胸齊高。想像你把各種腸胃不適症狀握在手中。
3. 吐氣，拳頭隨著打開，手肘向前伸直。想像你正拋棄各種不適症狀。
4. 繼續慢慢吐氣，放鬆頸部，讓頭自然下垂，並慢慢彎曲背部呈圓弧狀，把腹部的空氣全排空，讓腹部變扁，同時雙手慢慢放下。

5.進行十分鐘。

坐著的時候也可以進行這個呼吸法。若有空間上的限制，可以拿掉手部的動作，但記得吐氣的時候，背還是要彎曲呈圓弧狀，這能幫助我們把氣吐乾淨，幫腸胃進行更深層的按摩。

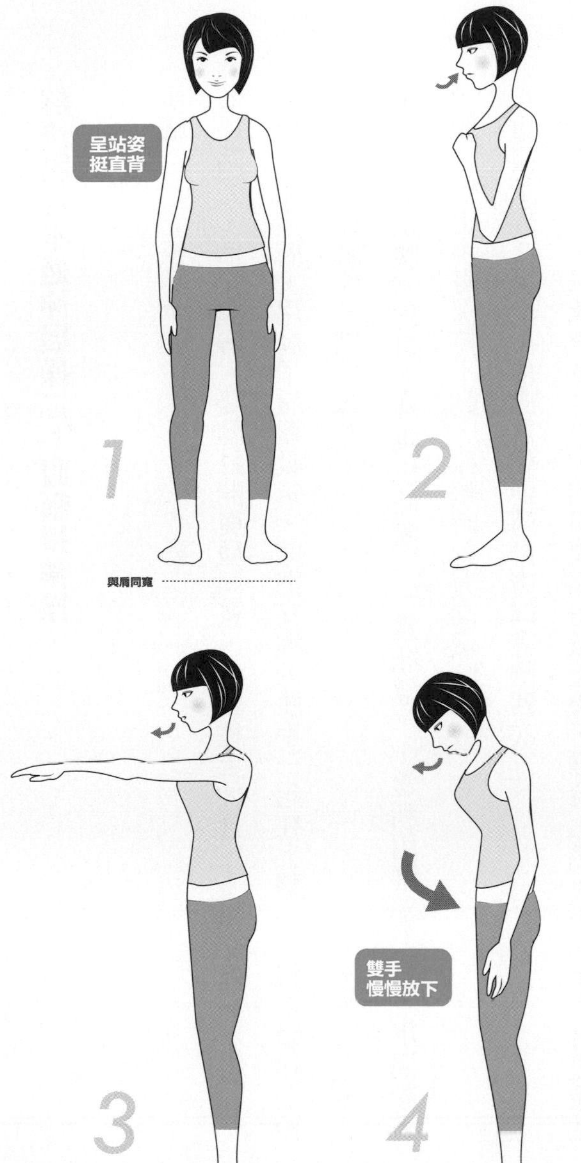

解決腸胃不適伸展操二：腹腦扭轉操

步驟：

1. 採站姿。抬頭挺胸，雙腳打開與肩同寬。手臂往上伸直，十指交握。
2. 吸氣並伸展。用鼻子緩慢吸氣，並把交握的雙手一起往上翻，並將身體往上伸展。放慢動作，別太躁進。
3. 吐氣並扭腰。用鼻子或嘴巴吐氣，一邊吐氣，一邊利用腰部力量，用屁股畫圈，但上半身保持不動。採順時針方向畫圓四次。
4. 重複步驟2至3，但改為朝逆時針方向畫圓四次。

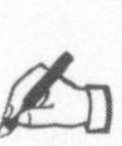

郭醫師貼心處方箋二

扭腰的時候，以肚臍為中心，利用腰部力量扭腰，維持上半身不動。手臂盡量貼近耳朵，這樣比較容易固定上半身，讓動作更完整，提升運動效果。

關於長期反覆的功能性腸胃疾病，到目前為止，醫學上還沒有任何一種腸胃藥物、方法能治癒。即便目前有越來越多的腸胃藥物問世，不過，藥物僅能舒緩有關腸胃不適的症狀，無法治療功能性腸胃疾病。主要是因為，引發功能性腸胃疾病的原因，多半不是腸胃本身的問題，而是自律神經失衡的表現！

關於腸胃不聽話的問題，腸胃專科醫師的共同建議是：要控制腸胃不適症狀，還是得回到基本面。從壓力管理、飲食習慣、生

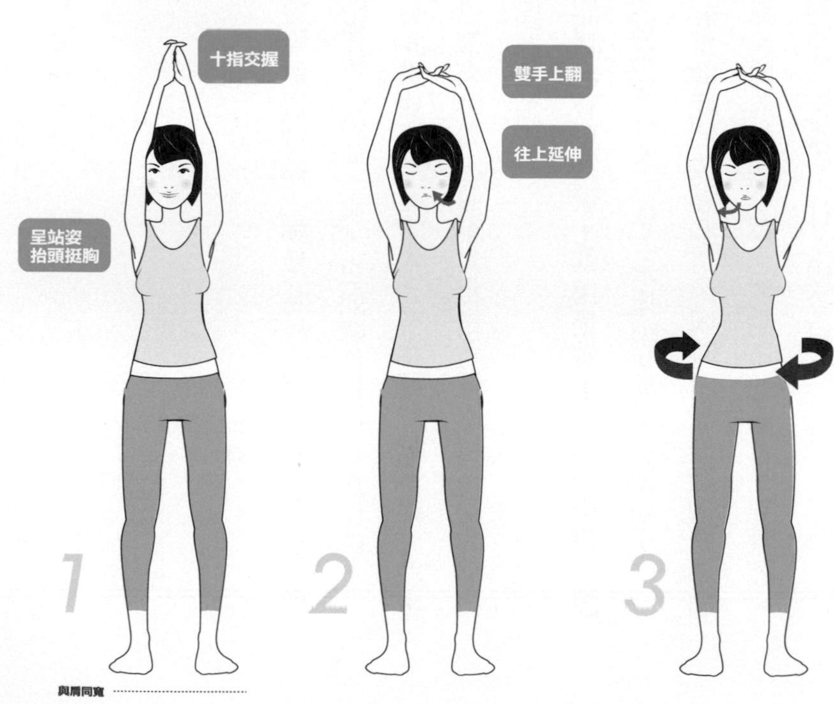

活作息等方面做起。

生活保健方法

◉學著接受這些不適與不便：腸胃障礙很奇怪，越是在意，它越會找麻煩。與其深受其害，不如找出對付它的辦法。如此一來，也能降低自己的焦慮感。

◉學會紓解壓力：一般說來，患有腸胃功能障礙的人，多半屬於愛緊張、追求完美一族。這種個性無疑為自己帶來壓力，而壓力正是各種腸胃不適的催化劑。試著學會放鬆心情，可以使症狀舒緩。

◉維持正常作息：規律的作息，能讓身心更舒緩。就像是做了時間安排般，讓生活中每件事都能按部就班，別搞得像打仗一樣，永遠來匆匆、去匆匆。

◉養成運動好習慣：運動不僅僅能幫助我們放鬆心情，同時還能提振情緒，加強免疫力，並刺激腸道進行規律性的收縮與放鬆。運動不代表一定要激烈、長時間，找個時間散散步、做瑜伽伸展身體、打太極等更好。

飲食保健方法

◉**飲食有節、定時定量：**有腸胃功能障礙的人，通常是最極端的兩個族群，也就是最漠視胃腸健康、以及過度重視腸胃健康的一群。有一頓、沒一頓是常有的事，壓力大時、忙碌時，隨便塞個小東西止餓，甚至直接餓肚子。等到有空了，就又大吃大喝、飽食一頓。腸胃長期處於這種大起大落的狀態，不抗議才怪。另外吃這個怕太寒、吃那個怕太躁，飲食顧忌太多，搞得吃飯很緊繃，腸胃也不會舒服的！想要避免腸胃不適，請盡量做到定時定量，什麼都吃、什麼都不過量，讓腸子能規律地發揮功能。

◉**減少高油脂食物：**腸胃功能障礙，不見得能靠飲食完全控制，但卻可以減少症狀的發生及惡化。有腸胃問題的人，建議少吃高油脂食物，以免影響其蠕動，加重脹氣、腹瀉等不適。

◉**細嚼慢嚥：**充分咀嚼食物，是保護腸胃的不變真理。咀嚼有助於刺激唾液，幫助消化、維持腸胃道環境的健康，對於預防脹氣也有不錯的效果。

◉**多攝取水分、米飯：**對於那些經常便祕、腹瀉的人來說，增加食物中的纖維量，可以改善腹瀉或便祕。其中，我最建議的是多攝取米飯，因為那是最簡易又有效的方式。特別提醒，最好採取逐量增加方式。由於大量的高纖維食物，容易增加大量的腸氣，若突然增加攝取量，恐怕會讓脹氣更嚴重。另外，充足的水分也很重要，攝取足量的水分，纖維素才能吸收水分，使糞便柔軟易排出。

第3章

重新學呼吸

- 西醫、中醫、運動生理學都鼓吹呼吸的好處。
- 了解呼吸原理有助於正確學習呼吸。
- 呼吸可以主動操作，並帶來身心靈的諸多好處。
- 鼻子吸氣、放鬆肩膀，打直背脊、發揮想像力，是學習呼吸的關鍵。

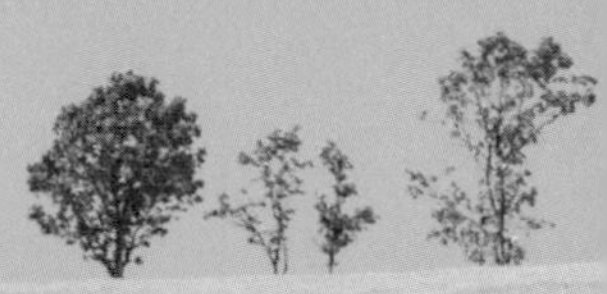

1 好好呼吸，現代醫學怎麼說？

呼吸，對生命來說是「最小的大事」，沒有了呼吸，生命就無法延續。當無意識的呼吸轉換身分，成為有意識的呼吸時，它對健康來說，也成了「最小的大事」。不曉得你有沒有發現，現在學呼吸的人越來越多了。不論是西方醫學、東方醫學，還是各種運動，如太極、氣功、瑜伽等，各領域紛紛拋出「呼吸吐納與健康息息相關」這個訊息。

的確，正確地、深深地、慢慢地呼吸，能安定心神、排除體內毒素、促進新陳代謝，正因為如此，呼吸受到越來越多人的重視。

多年來，我深耕於自律神經領域，了解呼吸與自律神經的密切關聯。透過有意識的呼吸練習，能調節失去平衡的自律神經，找回它們該有的節律，同時也找回健康的身心。面對診間的患者，我總是不厭其煩，對著他們再三叮嚀：「回家記得練習呼吸。」頻繁到有些患者在結束問診後，看到我準備開口，就促狹地先搶著說這句經典台詞：「回家記得練習呼吸」。

呼吸到底有多重要？正確呼吸，到底有多好？請大家接著往下看，聽聽不同專業領域如何看待呼吸。我想，閱讀過後你應該更能認同我說的那句話：回家記得練習呼吸。

西醫：呼吸能把不好的拋開，喚回健康

人體透過呼吸獲得氧氣。我們思考、活動都需要氧氣。在所有組織器官中，大腦是氧氣最大的消費者，如果呼吸太短淺，所吸取到的氧氣不足，大腦的活動力會趨於緩慢，我們就會感到昏昏沉沉。此外，醫學證實，深呼吸能使神經系統放鬆，穩定情緒，安定腦部活動，促使大腦功能更加協調。

我們都知道，大腦可說是我們身體的大管家，各組織器官的反應，與大腦都有一定的連結。生理機能要正常運作，大管家一定得活力十足才行。倘若大管家變得虛弱，身體各部分機能就會跟著失常。氧氣是大管家維持活力的重要元素，希望身體

健康，就要好好深呼吸。

氧氣除了提供大腦能量之外，也提供身體能量。「身體的能量來源，不是食物嗎？」沒錯，我們人體主要是透過食物來獲得能量，可是，沒有氧氣，吃再多食物都沒有用！當我們吃下食物後，身體會吸收來自食物中的營養，這時候，氧氣幫助我們進行氧化作用，讓這些養分轉換成所需的能量，以維持正常活動。

除了以上種種因素之外，呼吸最重要的當然就是「幫助細胞獲得氧氣，排除二氧化碳及廢料」，達到淨身效果，就像是幫體內做環保一樣。如果呼吸太短淺，會不利於排出廢棄和殘餘物。而透過深呼吸、緩慢呼吸，則可以讓氧氣活絡、淨化每一個細胞，同時排除較高濃度的二氧化碳。如此一來，我們體內狀況就能長保年輕。

呼吸對身體健康的好處多多，對心理健康也具有不容小覷的影響力。醫學實驗證實，調控呼吸頻率，能刺激副交感神經作用，讓身體逐漸放鬆，解除心頭壓力，促進心理健康。

中醫：呼吸治百病

在中醫觀點中，呼吸與疾病的發生密切相關。負責呼吸的臟器是「肺」，中醫認為，肺是體內外氣體交換的場所，我們透過肺的呼吸，吸入自然的「清氣」，呼出體內的「濁氣」，這個動作能促進氣的生成，調節氣的升降。

那麼，「氣」又有什麼作用呢？

在中醫理論中，氣跟血都是人體生命活動的基本物質。「氣」就像是一種能量，流動在體內，維持人體的生命。「血」是一種紅色液體，運行於經絡中。經絡是人體氣血運行的通路，它們縱橫交錯，遍布全身，使臟腑和各組織器官連成一個完整的機體。「氣」與「血」就是靠著經絡來提供五臟六腑養分，並滋潤它們。

中醫的氣、血，概念較為抽象，與西醫大不同。尤其是「氣」。中醫認為，「氣」是構成人體的最基本物質，它跟人體的生命活動有絕對的相關。人體中的氣有各種各樣，呼吸是人體獲得「氣」的其中一種管道。當我們沒有將呼吸功能發揮出來時，「氣」會顯得衰弱。體內的氣不足，則容易造成氣虛等內傷，最後體內會出現血液停滯現象，也就是「血瘀」。

有看過中醫的人，對於氣虛、血瘀等名詞，應該略有耳聞。氣虛血瘀會導致身體痠痛、肌肉僵硬，最終造成的影響是經絡阻塞。經絡一阻塞，五臟六腑就沒辦法獲得足夠的營養，身體機能日漸衰弱，慢性病開始報到。

也因此，從中醫觀念來看，正確呼吸可說是養生的第一步。正確呼吸能維持「氣」的充足，體內有足夠的氣，血也會充盈。氣血充足就不會有血瘀，經絡的運行也能順暢，五臟六腑獲得充分營養，身體自然健康有活力。

氣血不順是很多人共同的困擾，造成氣血不順的原因，極有可能是呼吸出問題！倘若你也經常這裡痛、那裡痠，但是檢查報告又告訴你一切無恙，那麼建議你一起來練習呼吸吧！

運動生理學觀點：配合呼吸運動，能提升運動能力

「不要閉氣，記得呼吸！」有上過瑜伽課程的人，對這句話應

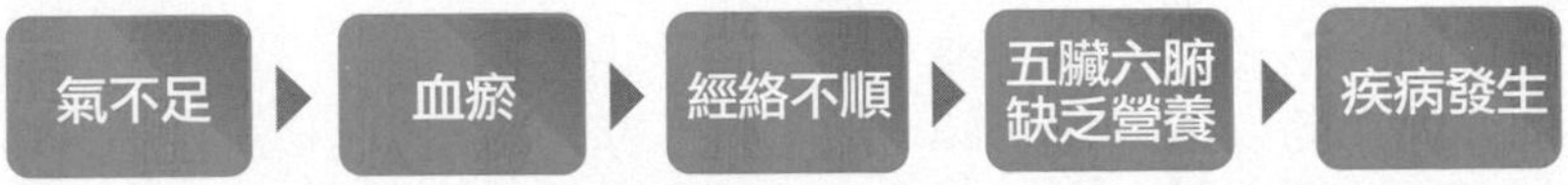

氣不足 ▶ 血瘀 ▶ 經絡不順 ▶ 五臟六腑缺乏營養 ▶ 疾病發生

疾病的形成

該會感到相當熟悉。上課時，瑜伽老師總是會對著那些臉部脹紅、手腳發抖的學員們耳提面命。

呼吸之於瑜伽，有這麼重要嗎？絕對有。

相信多數練完瑜伽的人，都會覺得體力變好、體態變美、精神更集中、肌肉更有力，你一定認為這些都是各式各樣瑜伽動作所帶來的改變，但實際上可沒這麼簡單，這跟運動過程中的呼吸有所關聯。

在運動中配合呼吸，能提升運動能力，這現象不僅僅針對瑜伽，各種活動皆然，

◉郭醫師小常識✕什麼是「五臟六腑」？

臟腑是中醫學中對內臟的總稱。中醫認為人體是一個有機聯繫的整體，以五臟六腑為核心。五臟六腑的分類以「身體功能」為依據。中醫的臟腑名稱，雖然與西醫部分相同，但意義上、功能上皆有所不同，不能混為一談。

五臟：心、肺、脾、肝、腎

六腑：膽、胃、小腸、大腸、膀胱、三焦

例如游泳、太極、慢跑、健走……等。運動時，身體會消耗更多的氧氣，這時候如果沒有加強呼吸，體內會缺氧，細胞會開始進行無氧呼吸，乳酸便開始產生，導致肌肉痠痛、快速疲勞。若是想要提升運動能力，唯一的方法就是將氧氣注入體內。所以，當你在進行運動時，越是出現呼吸困難、四肢發抖、肌肉痠痛，越是要穩住呼吸，撐過去你就會發現，正在進行的動作其實沒那麼困難。

在運動中強調呼吸，主要就是希望吸氣時，能讓肺泡中含有更多新鮮的含氧空氣，呼氣時能將更多的二氧化碳帶走。很多時下流行的養生運動，如瑜伽、太極，都強調腹式呼吸。運動中使用腹式呼吸，能讓氣體的交換更有效率，像腹式呼吸這種深呼吸，能減少呼吸的頻率，這麼一來就可以避免肌肉過度收縮，以及氧氣過度消耗，不僅能提升運動效果，也可以減輕能量的消耗和負擔。

腹式呼吸除了能提升運動能力之外，還有其他優點，如增加脂肪的燃燒、提升肌耐力、修飾肌肉線條（讓愛美的女性不會虎背熊腰）、強化周邊肌肉及核心肌群、促進血液循環……等。總結來說，運動時腹式呼吸的好處如下：

◉延長氣體在體內的時間，提高換氣效率

◉提升運動體力

◉幫助脂肪燃燒，有效減少脂肪堆積

◉肌肉線條能較修長

◉強化肋間、核心肌群

當然，腹式呼吸是一種理想的呼吸方式，但是運動不見得非得採用腹式呼吸，可以視運動狀況來調整，靈活運用各種呼吸方式及技巧。例如，從事時間較長、較激烈的運動，可以使用胸腹呼吸，且採用口鼻同時呼吸；突然間有大負荷的負重，如

◉郭醫師小常識╳有氧運動配合呼吸，才能塑身

多數女性朋友除了希望藉著運動改善健康，最重要的是減去身上多餘的贅肉，雕塑曲線。一般來說，有氧運動燃燒脂肪的效果較好，若希望運動能「健康兼瘦身」，則運動時一定要配合呼吸。

實際上，所有運動並非全然有氧或無氧，只是比例的高低問題。一般說來，有氧運動的特點為「速度慢、強度小、時間長」，無氧運動的特點為「速度快、強度大、時間短」。

拔河、舉重等，應該要善加運用閉氣技巧，在展開肢體時搭配吸氣，收縮肢體時搭配呼氣。

運動對身體的好處多，有持續運動習慣的人，應該都有這樣的感受：體力變好、較不容易累、體態變好看、身體曲線變明顯了。其實運動本身就是值得讚許的行為，養成固定運動的好習慣，有助於維持健康。以往，大家比較容易把運動重點放在運動的技術、方法、體位上，而忽略呼吸之於運動的重要性。若希望能提升運動效果，同時讓運動過程更舒暢，大家一定要注意自己的呼吸！

2 什麼是呼吸？

呼吸系統是氣體的旅行路線

呼吸對我們來說是再自然不過的動作，甚至習以為常到「忘了它的存在」。要是不刻意注意自己的呼吸，多數人並不會意識到自己「正在呼吸」。然而，呼吸其實是重要的氣體循環。如果把呼吸看作是氣體的旅行，那麼呼吸系統就是氣體行經的路線。

當我們進行呼吸時，首先可以感覺到空氣進入了「鼻子」，接著透過「咽」、「喉」來到「氣管」，然後一路向前，經

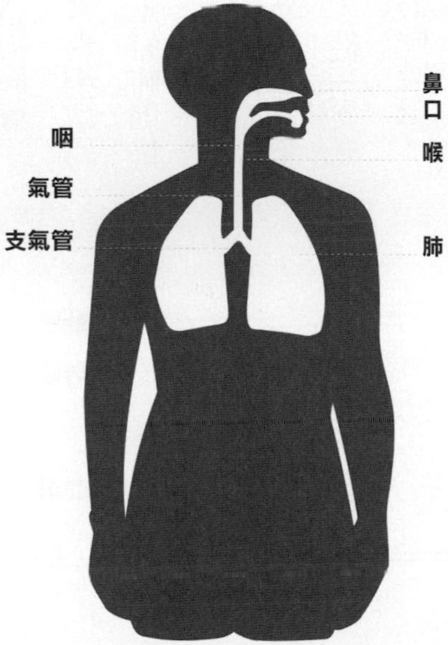

氣體的旅行路線

◉郭醫師小常識╳上呼吸道和下呼吸道

感冒看醫生時，我們經常可以看到診療單上標註「上呼吸道感染」。到底，哪裡是上呼吸道？哪裡又是下呼吸道？

上呼吸道：鼻、咽、喉

下呼吸道：氣管、支氣管、肺

過「支氣管」，最終來到「肺」。完成旅行後，再循著這條路線回到原點。因此，鼻子、咽、喉、氣管、支氣管、肺，就是呼吸系統的組成器官。

呼吸道是空氣的通道，肺臟是氣體交換的場所

人體的呼吸系統，可分為二大部分：呼吸道與肺臟。呼吸道是空氣到肺臟的通道，肺臟則是氣體交換場所。鼻子、咽、喉、氣管、支氣管屬於呼吸道；而肺則位於胸腔內，分成左肺與右肺，右肺分三葉，左肺分二葉。人體的支氣管也分成左右兩支，分別進入左肺和右肺。進入後，支氣管像樹枝一樣，越分越細，從「支氣管」到「小支氣管」到「細支氣管」，都屬於呼吸道。

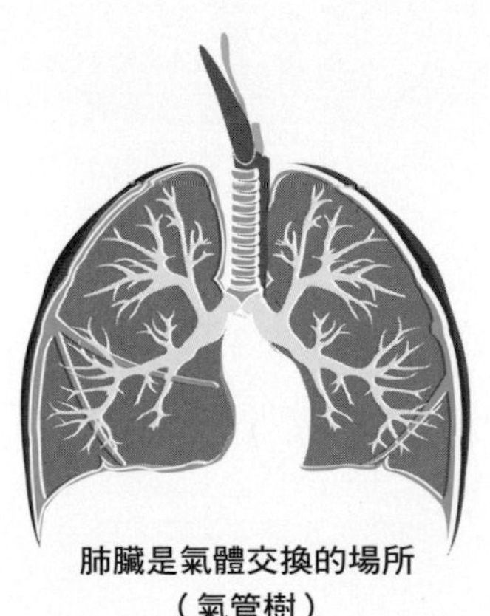
肺臟是氣體交換的場所
（氣管樹）

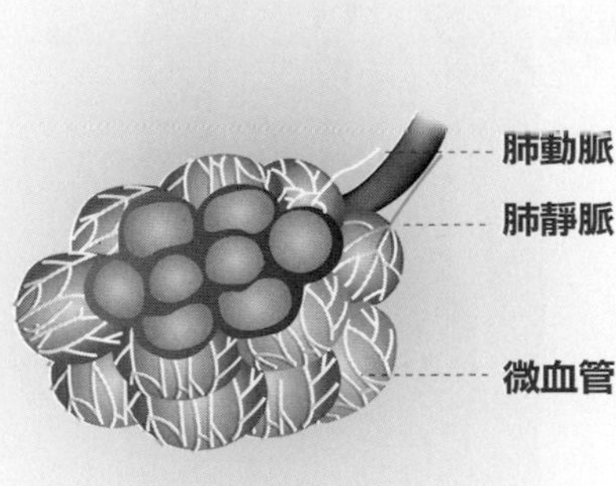

肺泡

如同一串串葡萄的氣管樹與肺泡

人體的肺臟是柔軟的，由氣管樹和血管所組成。氣管樹是由難以計數的氣管分枝所形成，每一個分枝的末端是多個囊狀的肺泡，看起來就像是一串串葡萄。肺泡是肺的最小單位，肺基本上就是由微小的肺泡所組成。肺泡壁上布滿著微血管網，像漁網一樣網住肺泡。我們之所以可以有效率的交換氣體，靠的就是這一串串像葡萄般的肺泡。

呼吸是因為胸腔內的氣壓改變

呼吸對我們來說，是自然就會的動作。你現在知道，進行一次呼吸，氣體會經過哪些器官組織。但是，你知道呼吸的原理是什麼？氣體又是怎麼進入肺臟的嗎？我相信，一定有很多人會說：當然是用鼻子，用力吸氣跟呼氣啦！但這並不是正確的解答。主宰氣體進出呼吸道和肺的關鍵，是胸腔內的氣壓。不相信嗎？請你試著將專注力放在自己的肋骨上，自然地將肋骨上提。你會發現，就在剛才你已經不由自主吸了一口氣。接著，再請你將肋骨往下放，讓它回到原位。你會發現，你完成了呼氣的動作。呼吸，並不是因為我們用力使用鼻子呼氣或吸氣，而是因為胸腔內的氣壓改變。

當我們把肋骨上提的時候，胸腔氣壓小，肺跟著擴張，空氣自然而然就會從鼻腔進入，並通過呼吸道，到達肺部，完成吸氣。當我們把肋骨下放時，胸腔氣壓大，肺自然壓縮，使得氣體排出，完成呼氣。

在肺泡中進行的氣體交換——外呼吸

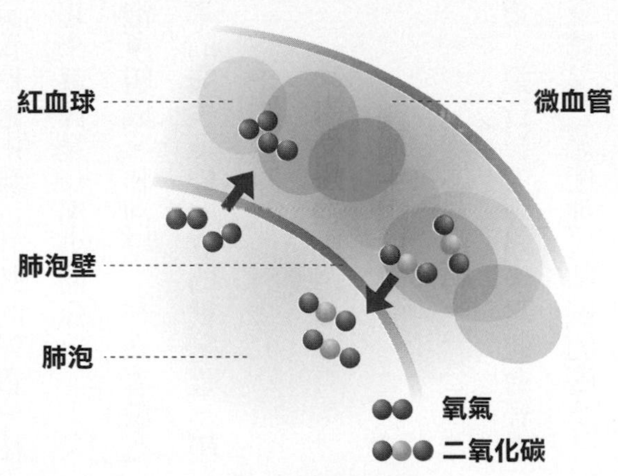

外呼吸氣體交換圖

「陽光、空氣、水」是所有生物賴以維生的三大元素。其中，與呼吸有關的就是空氣。因為我們透過呼吸來進行氣體的交換，得到氧氣，讓身體攝取到養分，同時排除二氧化碳。

氣體在人體內交換的過程，可以分為兩個部分，一個部分在肺泡中進行，稱之為「外呼吸」。一部分在組織細胞間進行，稱之為「內呼吸」。

從前述內容中，我們得知肺泡像是一串串葡萄，肺泡壁上布滿著微血管。人在吸氣後，空氣順著呼吸道來到肺，此時，肺泡中的氧氣濃度，比肺泡壁上微血管所含氧氣濃度來得高，二氧化碳濃度則比肺泡壁上微血管的濃度低，因此在空氣的擴散

◉郭醫師小常識╳肺換氣作用

指外部空氣透過呼吸道到達肺部，跟肺泡進行氣體交換作用的過程。

呼吸原理——

當胸腔內部壓力小於外界空氣壓力，氣體進入肺部，造成吸氣；

當胸腔內部壓力大於外界空氣壓力，氣體排出肺部，造成呼氣。

作用下，二氧化碳會由血液往肺泡方向擴散，氧氣則剛好相反，會由肺泡往血液方向擴散。

也就是說，當我們呼吸時，氧氣會從肺泡進入血液，二氧化碳從血液進入肺泡，完成氣體的交換。這過程就是「外呼吸」。外呼吸幫助氧氣進入血液，並將滿載著氧氣的血液，再送回心臟。

在組織細胞間進行的氣體交換——內呼吸

除了「外呼吸」之外，身體獲得氧氣的另一個呼吸作用，稱為「內呼吸」。內呼

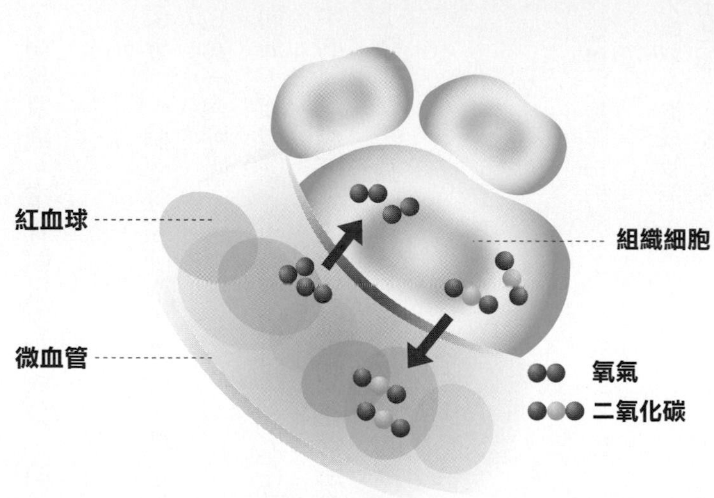

內呼吸氣體交換圖

吸指的是全身「微血管中的血液」和「組織細胞」間進行氣體交換。

內呼吸氣體交換的機制，和外呼吸一樣，都是在擴散作用下完成。在全身組織間，血液中的二氧化碳濃度，比組織細胞所含二氧化碳濃度低，氧氣濃度則比組織細胞所含的濃度高。

也就是說，呼吸時，組織間的二氧化碳會進入血液中，血液中的氧氣則會進入組織間，完成氣體的交換。這過程就是「內呼吸」。**內呼吸幫助氧氣迅速送到全身。**

綜合以上的外呼吸和內呼吸，就會得到這樣的循環模式：

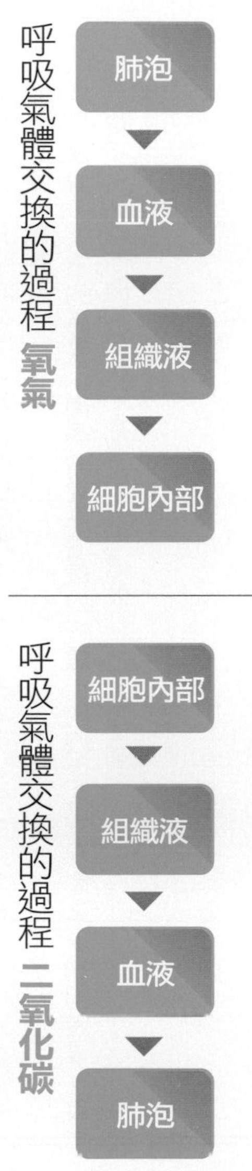

呼吸氣體交換的過程 **氧氣**

呼吸氣體交換的過程 **二氧化碳**

◉郭醫師小常識╳何謂「擴散作用」

所謂擴散作用，指的是「在同樣的溫度下，分子的運動方向由濃度較高的地方往濃度較低的地方運動。」

舉例來說：烤肉的時候，肉香會從高濃度的烤爐，向四面八方飄散；放屁的時候，自己會在第一時間聞到臭味，身旁的人則過幾秒鐘才會聞到。

3 主動學呼吸

呼吸，我可以控制

人體對外界的反應，可分為「隨意識控制」與「非意識控制」兩大類。大部分的肢體活動、心理活動，都是隨意識控制，主動地進行著。打個比方，我們向前走、向左轉時，都清楚知道，自己正在做什麼、為什麼那樣做；又或者，當面對問題，做出決定時，我們也是有意識地在進行相關行為。而非意識控制者，有反射動作（例如手碰到熱燙的物品，會迅速縮回來）、呼吸與心跳的快慢節奏、血壓與體溫的高低調節，還有腸胃道的消化蠕動……等，這些維持人體運作的重要活動，在我們未察覺的時候，無須大腦意識的命令，仍然自動自發地運作著。

在這之中，只有「呼吸」是可以主動操作，也可以被動操作的。

在我們日常生活中，「呼吸」大部分是無意識進行的。我們的身體有呼吸中樞，有了它，呼吸可以自然而然進行，不需要時時刻刻調節自己，也能順利完成呼吸。在這樣的情況，呼吸是被動操作的。

呼吸怎麼主動操作呢？你一定有過類似的經驗：拿起數位相機，想要留下歡樂時刻的美好記憶。為了減少震動搖晃，維持畫面的清晰，你會在按下快門的那一剎那，刻意屏住呼吸，好讓身體靜止不動。或者，家人不小心在沙發上睡著，為了怕吵醒他，經過客廳時，刻意放慢腳步，放慢呼吸，甚至暫時屏住呼吸。又或者，想要將手中的線頭，成功穿進那只比髮梢大一點的針孔時，你會吸一口氣後，暫時停止呼吸。這些情況，都說明呼吸是可以主動操作，是我們可以控制的。

呼吸，也需要學習

關於「呼吸」，這件打從我們呱呱落地後就會的事，一般很難受到大家「關愛」的眼神。「呼吸是件再平凡普通不過的事了，沒有什麼獨特之處，不需要特別重視它吧！」如果你對呼吸也抱持著這種看法，那麼從現在起，建議你拋開這不正確的觀念。倘若呼吸不重要，那麼，瑜伽就不會重視呼吸的搭配；習武者也不會把氣息吐納當成基本功；太極、氣功等養生活動更不會將呼吸列為重點之一。呼吸不是不重要，相反的，它太重要了！

呼吸雖然是所有生物與生俱來的本能，但是「會呼吸」跟「會正確呼吸」，是兩回事。正確的呼吸是需要學習的。呼吸動作牽涉範圍非常廣泛，呼吸時用到哪些肌肉、每次呼吸的深度、速率等，都會影響呼吸的結果。若能正確呼吸，就能提高血液中的含氧量，讓人體細胞充分獲得養分，促使新陳代謝維持正常，同時維持自律神經的平衡，讓生理機能處於穩定狀態，身體才能健康。

呼吸是如此重要，那麼怎麼樣呼吸，才能稱為良好的呼吸？重點有二：速度慢以及深層呼吸。換句話說，能夠「慢慢地深呼吸」就是良好的呼吸。這同時也是練習呼吸所要達成的目標。

4 正確呼吸的好處

長期以來，在診所接觸來自各地的患者，第一次見面時，我總是會刻意留心，注意大家的呼吸狀況。我發現，呼吸短促、用嘴巴呼吸的人，真的好多好多。

每當患者聽到我所給的建議：「呼吸，用呼吸來幫助改善所有不適症狀。」所有人在第一時間，一定會給我一個不可置信、帶點懷疑的表情。幸好，在經過一陣子的呼吸練習後，大家所獲得的成效，自然而然消除了當初滿腦子的問號。因為，進行呼吸練習後，不適症狀真的改善了！

練習正確的呼吸，對身體健康有諸多好處。在保健身體觀念逐漸提升的現代，不少人為求健康，花費大把大把的鈔票也在所不惜，買保健食品、上健身房……等，無非是希望能維持良好的生理機能。其實，眼下就有一種運動，簡易又有效，就是呼吸練習。

正確呼吸，為健康把關

「我的作息並沒有特別紊亂，但不知道為什麼，最近總感覺身體越來越差。」

「怪了，每天吞一顆綜合維他命，怎麼體力還這麼遜。」

「這一陣子腸胃經常作怪，難道，年紀越大，腸胃功能就越差！」

這些敘述是很多青、中壯年人的心聲。工作、家庭兩頭燒的生活型態讓很多人的日子像打仗般，「迅速、確實」是基本要求，無論做甚麼都是「快，還要再快」，忙得沒時間放鬆，沒時間好好呼吸。時間久了，身體當然會提出抗議。

呼吸，是身體獲得氧氣的方法，正確呼吸能幫助體內獲得足夠的氧氣。氧氣可以說是器官維持元氣的重要食糧，體內有充足的氧氣，細胞才能充分發揮作用，器官吃飽自然有力氣工作；若體內氧氣不足，總是讓器官餓著肚子，它肯定會欲振乏力，該有的功能發揮不出來。久而久之，各種慢性疾病便跑出來了。

再者，正確呼吸時，橫膈膜會隨著每一次的呼氣與吸氣上上下下，就像對著胸腔、腹腔進行按摩一樣，不僅激發各個器官的潛力，提升它們的功能，同時也會有促進新陳代謝的效果，把好的留下，把不好的廢棄物排出。正確呼吸，就像是為身體注入新鮮的泉源，讓器官獲得充分的涵養。

不論你是不是蠟燭兩頭燒的一分子，想要健康，遠離慢性病，請記得養成正確呼吸，慢慢深呼吸的習慣。

正確呼吸，心情 up up

有經驗的朋友應該都能感受到，當我們在進行深呼吸時，心跳會逐漸趨向穩定，原本亂糟糟、打結的大腦，會逐漸條理化。而那些長期壓在心頭上的不快情緒，就像長了翅膀般，偷偷飛走，消失於無形。俗話說：人生不如意之事，十常八九。遇到不順心，情緒難免受影響，這時候若你懂得用深呼吸來穩住陣腳，擊退負面情緒，正面樂觀地面對種種挑戰，你就是大贏家。

根據研究顯示，在我們進行有節律的深呼吸（尤其是腹式呼吸）時，身體會自動分泌「血清素」。血清素是一種大腦神經傳遞物質，它與情緒的調節有關，能鎮定情緒、解除焦慮。當腦中的血清素正常分泌，我們就能感到平心靜氣、心情愉悅。若血清素濃度不足、分泌量不夠，或者作用不良，很有可能一早起床，我們就感到一陣無來由的不耐、暴躁，接下來的一整天，大概難以避免在「為了小事抓狂」的循環中度過，長久下來，甚至可能引發憂鬱症。

因此，平日養成深呼吸的好習慣，就能無時無刻幫自己加滿油，讓自己充滿能量，安然度過一次又一次的小小低潮。

正確呼吸，抵抗力更好

不曉得你有沒有過類似的經驗，周圍朋友總是有某幾個人，永遠在掛病號。每次，只要流感一來襲，這些人一定難逃中彈的命運，而且一感冒就要好久的時間，才能復元。有些朋友剛好相反，每回流感大流行時期，總是能幸運躲過流感攻擊，他們就像是有金鐘罩、鐵布衫護體，即便身旁充斥著被流感纏上的倒楣鬼，依舊能刀槍不入，平安無事，安然度過細菌、病毒圍繞的日子。就算不小心被流感攻陷了，也很快就能痊癒。

我們的身體，靠著神經、免疫力和內分泌來維持體內平衡。當體內平衡狀態良好時，身體的抵抗力、自癒力（身體治療自己的能力，也就是「自我修護」和「自然痊癒」的能力）會顯得較強盛，當體內平衡崩盤，抵抗力、自癒力變差，疾病就會一個個接踵報到。

看到這裡，你可能會想問：呼吸，跟體內平衡有關嗎？其實大有關係。

神經、免疫力、內分泌之間，有著緊緊相扣、密不可分的關係。神經不穩定，會影響內分泌運作，而內分泌又會抑制免疫系統的反應，導致免疫力下降。免疫力下降時，不僅身體對抗外來細菌、病毒入侵的能力變差，復元能力也會變差。長期身體不適，對心理造成的壓力不在話下。煩躁、鬱悶的情緒反應，又會影響內分泌的運作。長此以往，便會形成惡性循環，使得健康狀態每況愈下。

呼吸能讓神經系統穩定。呼吸能提振精神，間接調節免疫功能，讓免疫力更活躍。呼吸能穩定情緒，也穩定了內分泌的運作。正確呼吸能促進整個身心的穩定，有效預防疾病的發生。此外，就算不幸生病了，透過深呼吸，也能減輕不適，加快復元的腳步。因此，不管是在什麼狀況下，都別忘了，要好好深呼吸。

正確呼吸，打造迷人曲線

看一輪電視廣告，發現目前市售飲料，不再強調好喝，轉而訴求「窈窕」、「零負擔」；逛一圈書店，眼睛看到以「如何健康減肥？」、「教妳N個星期瘦N公斤」為主題的書，可說是滿坑滿谷。在搜尋引擎網頁打上「瘦身」作為關鍵字，馬上會出現上百個相關網站。以上這些生活片段，透露出現代人在追求健康之外，有多麼重視身材與體型。

愛美的朋友，為了追求窈窕身形，不惜「以身試法」嘗試各式各樣的減肥方法：

捏著鼻子、勉強自己吞下那些不人性化的節食餐點；像個無頭蒼蠅般，聽到別人說哪種治療有效，就一頭栽進去，直到出現殘酷的結果，大聲宣告著減肥失敗，再心灰意冷地投入另一種治療法……。瘦身、美化身體線條，真的非要搞得自己這麼累？

大家或許都知道，瘦不下來，跟作息、飲食息息相關，但你知道，瘦身跟呼吸也有關係嗎？

氧氣有燃燒脂肪的功能，同時能提高基礎代謝的能力。基礎代謝率是維持人體重要器官運作所需的最低熱量，占了人體總能量消耗的六至七成，可以說它

郭醫師重點整理

正確呼吸的好處

身體外部

↓調整姿勢，鍛鍊肌肉

↓幫助瘦身

↓養顏美容，換來紅潤好氣色

↓全身放鬆

身體內部

↓幫助提升基礎代謝率

↓提升免疫力，遠離疾病

↓消除疲勞

↓調節自律神經、穩定內分泌

↓讓腦子更清楚

心理層面

↓穩定情緒狀態

↓維持好心情

↓提高集中力與注意力

↓更能承受壓力

決定了大部分的熱量消耗。基礎代謝能力決定了你是易胖體質還是易瘦體質。這對追求窈窕身形的朋友來說，再重要不過了！體基礎代謝能力提升，想要維持身材，或者是減輕體重會容易許多。

正確的呼吸還需要正確姿勢的配合，因此也有助於鍛鍊平常疏於使用的腰、背、腹部肌肉，無形中肌肉會顯得更結實，身形自然會更窈窕纖瘦。

5 呼吸練習三大要領

透過正確的呼吸，可重建身體健康，而其中最關鍵的訣竅，其實是「頻率」。甚至可說，**呼吸頻率決定一切！**一般正常、健康的呼吸頻率，是每次吸、吐的時間，須介於四至六秒之間，且時間為一比一，簡單說就是吸氣吸多長，吐氣就吐多久。每個人適合的呼吸頻率不見得相同，張三可能是五秒一吸五秒一吐，李四可能長一點，六秒比較恰當，而對王五來說，四秒的頻率能讓他更健康。

該如何找出適合自己的呼吸頻率呢？古人練氣功、現代人練瑜伽，其實都是一種找尋呼吸頻率的活動。過去可能得花上數年，甚至數十年，才能進階為大師級人物。現在則可以透過科技的協助來調整，例如後面將會提到的呼吸調節儀。找到最適合自己的頻率之後，還要搭配呼吸練習，才能讓身體在反覆訓練中自然協調，回歸健康狀態。

◉郭醫師小常識╳用鼻子淨化呼吸

在我們的鼻腔和副鼻腔表面，覆蓋著無數的細毛，還有具黏液腺的上皮組織。這些細毛就是我們說的「鼻毛」。當呼吸時，空氣進入鼻腔，空氣中的細菌、灰塵、垃圾等，會被黏液給擋住。接著，經由纖毛的運作，將這些異物運走。異物從鼻子排出，成了「鼻涕」；異物從喉嚨排出，成了「痰」。

有趣的是，鼻子雖然有一雙鼻孔，但無論是吸氣或吐氣，實際派上用場的，往往只有單一一側喔！另一側固然也能暢通，可是其氣體流量往往減少許多，屬於輔助作用。這就好比我們的雙眼，在實際視物時，主視覺其實來自單眼，而非雙眼齊用。

呼吸練習的第一要領：用鼻子吸氣

在現代這種「時間就是金錢」的生活方式下，多數人習慣跟時間賽跑，吃飯要搶時間、交通要搶時間，有時候就連睡覺也要搶時間。緊湊的生活步調，造成情緒上的緊繃，間接導致越來越淺、越來越快的呼吸方式。仔細觀察，就能發現現代人很少會深呼吸。更糟糕的是，一堆人習慣用嘴巴呼吸。

要學會正確呼吸，首先請閉上你的嘴巴，用鼻子吸氣吧！

為什麼要用鼻子呼吸？因為鼻子能淨

◉郭醫師隨堂檢查表 我習慣用嘴巴呼吸嗎？

嘴巴呼吸自我檢查表

勾選	症狀
	嘴巴經常不自覺張開
	從側面看，下顎部分較上顎突出
	有暴牙
	下嘴唇有變厚的趨勢
	眼睛無神，沒有什麼臉部表情
	嘴唇經常感到乾燥
	早上起床後，會覺得喉嚨刺痛
	沒有辦法撐大鼻孔
	閉上嘴巴時，下顎會後縮

有任何一項符合敘述，就代表你可能有用嘴巴呼吸的習慣。符合的項目越多，表示你用嘴巴呼吸的機率越高。

化空氣，同時保護支氣管、肺部。鼻子是精巧的空調系統，吸入空氣後，它能調整被吸入空氣的溫度和濕度，讓冷空氣加溫，讓乾燥的空氣變濕潤。這麼一來，我們的支氣管以及肺部，才不會被冷空氣凍傷，也不會因乾燥而感到不適。除此之外，鼻腔的鼻毛以及上皮組織，能幫助阻擋空氣中的細菌、灰塵等異物，達到保護呼吸系統的目的。

在練習呼吸的時候，你可以用嘴巴吐氣，也可以用鼻子吐氣，但無論如何，請用鼻子吸氣。養成好習慣，呼吸才能發揮最大效果。

呼吸練習的第二要領：放鬆肩膀，打直背脊

用嘴巴呼吸，容易讓呼吸變淺，錯誤的姿勢，則會讓糟糕的呼吸變本加厲。想要學會理想的呼吸，第二個步驟就是：放鬆肩膀，打直背脊。

記得小時候，「抬頭挺胸」是長輩經常叮嚀的一件事。他們總認為駝背是不禮貌、不好看的行為。當一個小孩時常駝背，老人們會說：死氣沉沉。當一個小孩抬

頭挺胸，老人們則會說：非常有元氣、活力。

長輩們當然不知道呼吸與姿勢的關係，但他們還真的說對了。駝背的確不利於呼吸，當體內的氧氣越來越少，生理機能就會越來越弱，長期下來真的會大病小病不斷。反觀抬頭挺胸就不同了，當我們挺起胸膛、打直背脊，呼吸道才能暢通，才有辦法將大量的空氣送入肺部，呼吸才能更深層。如果覺得困難，剛開始練習時不妨先採取躺姿，將更容易掌握訣竅，事半功倍。

往後，不論你是站著、坐著，還是躺著，記住放鬆你的肩膀，打直你的背脊，這樣才能好好呼吸。

呼吸練習的第三要領：順其自然，發揮想像力

呼吸練習和一般鍛鍊運動不同。體能鍛鍊很容易就能看到成果，例如，努力跳有氧舞蹈，一個月後身材就能獲得改善。呼吸則不同，呼吸鍛鍊不論是過程，或者所造成的改變，都是細微、漸進的。例如：這個星期吸氣時間，比上個星期多出兩

秒。或許這對呼吸練習本身來說，已經是進步神速，但實在很難令人感到「大幅度改變」。

就因為這樣，有不少人在練習過程中，經常習慣強迫自己，做一些超乎現階段能力的練習，最後反而招來不適。建議大家在練習呼吸的過程中，一定要順其自然。雖然我們鼓勵深呼吸，但絕對不是要大家比賽，看看誰能吸氣、呼氣得最長最久。呼吸練習是為了讓呼吸變得更通暢，更舒適，當呼吸變得吃力，就失去練習呼吸的意義。

也因此，在進行呼吸練習的時候，建議大家盡量發揮想像力，並且重視自己的主觀感受。打個比方，進行腹式呼吸時，發揮你的想像力，想像氣流從鼻子進入氣管，再慢慢通過胸腔，來到腹部。如此一來，效果會比一味鼓起肚子還要好很多。因為呼吸練習跟一般的運動，最大差別就是「有趣程度」。一般的運動，例如球類、跳舞等，跟呼吸比起來，娛樂程度較大。呼吸練習相對顯得枯燥乏味。

呼吸鍛鍊所造成的改變，多半是細微、漸進的，需要細細領悟，很難有立竿見影的效果。關於這一點，大家要有心理準備。呼吸練習對身體健康帶來的好處相當多，千萬不要因為不夠有趣，就放棄練習。相信我，當你發覺、體會呼吸鍛鍊的好處後，你將會迷上呼吸。

6 三大呼吸法的差別

呼吸是一種無意識、自發性的行為，能幫助我們延續生命。我們每個人、每天、無時無刻都在呼吸。不過，即便進行著一樣的呼吸動作，每個人的收穫卻不盡相同喔！原因就出在「呼吸方式的不同」。

呼吸有幾種不同的種類，最常見的是如第一章所述的「胸式呼吸」、「胸腹呼吸」和「腹式呼吸」。分類的依據是「呼吸時使用的身體部位」。

接下來，我們就一同來看看這三種呼吸的原理及判別方式。正在閱讀此書的你，不防順便檢視一下，自己的呼吸屬於何種。

胸式呼吸

胸式呼吸的關鍵在「肋骨」。呼吸時藉由肋骨的開合運動讓空氣進入肺部。也就是說，胸式呼吸主要是靠胸部肌肉的力量來擴張胸部，進行呼吸。

在這裡提供兩個簡單的判斷方式。一、呼吸時肩膀上下移動。二、呼吸時胸腔部位起伏較大。

一般而言，女性的呼吸多屬於胸式呼吸（當然，這不代表男性朋友就沒有人採取這種呼吸方法）。另外，在緊張、情緒不穩定的狀態下，也容易進行胸式呼吸。

胸式呼吸經常被視為是「不理想的呼吸

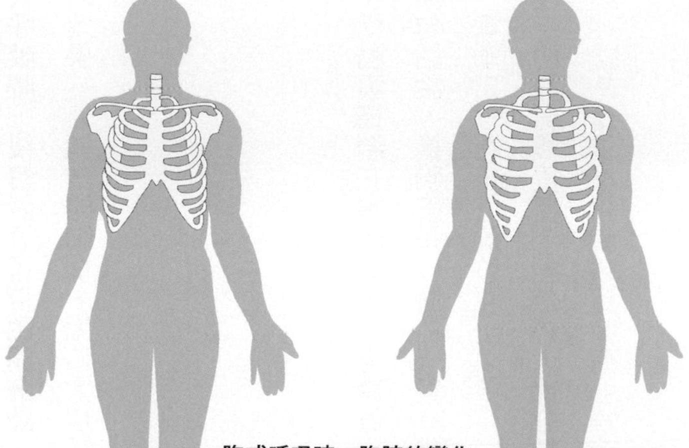

胸式呼吸時，胸腔的變化

方式」。實際上，那多半是因為大家在進行胸式呼吸時，沒有試著盡情敞開胸腔，因此無法得到完全深呼吸。胸式呼吸具有開胸的效果。若能敞開胸懷，大口大口呼吸，胸式呼吸也能帶來滿滿的元氣。

腹式呼吸

了解腹式呼吸之前，應該先認識「橫膈膜」。橫膈膜橫躺在胸腔底部，身體藉由這個肌肉組織，來分隔「胸腔」和「腹腔」。換句話說，橫膈膜是「胸腔」與「腹腔」分界的肌肉。橫膈膜讓胸腔與腹腔的器官，乖乖定位在自己的位置上。

近年來，許多專家學者們大力倡導「腹式呼吸」的好處與重要。相信絕大部分的人對於「腹式呼吸」應該不陌生。所謂腹式呼吸，就是藉由橫膈膜的運動而進行的呼吸法。

提到腹式呼吸，經常可以聽到「用肚子呼吸」這種說法。這主要是為了跟「用胸部呼吸」的胸式呼吸做區隔。實際上，腹式呼吸的關鍵是在於橫膈膜。而且，橫膈膜所扮演的角色是主動而非被動的。

橫膈膜最主要的任務就是「上下活動」。當橫膈膜收縮、往下推動時，胸腔隨著擴大，空氣就從外界進入肺，形成吸氣動作；當橫膈膜放鬆，往上移動，胸腔容積變小，空氣排出，形成呼氣動作。也就是說，在進行腹式呼吸時，是橫膈膜移動造成呼吸，而不是呼吸造成橫膈膜移動。

腹式呼吸同時對胸腔跟腹腔造成壓力，在加壓、減壓的過程中，刺激位於胸、腹腔的器官，就像對器官進行按摩一樣，不僅可以促進血液循環，還能強化器官的功能，對健康十分有益。

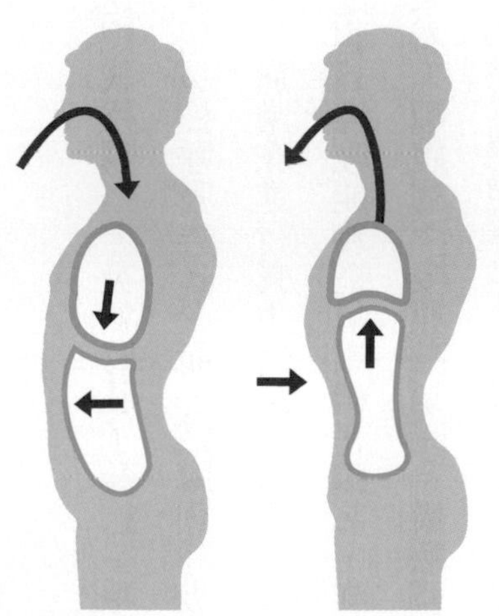

順腹式呼吸時，胸腹腔的變化

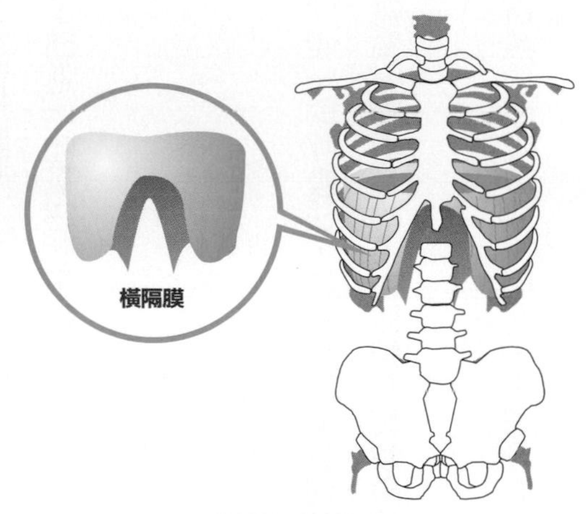

橫膈膜的位置

腹式呼吸可再細分為「順腹式呼吸」和「逆腹式呼吸」。吸氣時肚子鼓起，呼氣時肚子凹進，為「順腹式呼吸」，一般人多使用這種呼吸方式。而「逆腹式呼吸」算是比較高階的呼吸法，練功、練氣的人都會，通常在進行養生修鍊時採用，但一般人較為陌生。最大的差別在於氣的累積。逆腹式呼吸能夠把氣累積在腹部，訓練腹部的力量，順腹式呼吸則不能。從外觀上來看，順腹式呼吸在吸氣時，橫膈膜下降，腹腔空間變小，腹部自然向前方鼓起；呼氣時橫膈膜上升，腹腔空間回復原狀，腹部自然凹進；逆腹式呼吸則是吸氣時肚子凹進，吐氣時肚子鼓起。

胸腹呼吸

胸腹呼吸，就是結合「胸式呼吸」與「腹式呼吸」的呼吸法，特點是讓氣息同時充滿胸腔與腹腔，加大呼吸的空氣量。通常，需要大肺活量的人在活動時較傾向於胸腹呼吸，如歌手、樂手、話劇演員等。

跟胸式呼吸比較起來，胸腹呼吸不算是普遍自然的呼吸方式。因此，大部分的人若想要正確進行胸腹呼吸，可能需要經過一陣子的練習。不過，其實很多人的呼吸都結合胸部和腹部，要學會胸腹呼吸也沒有想像中困難。差別只在於，一般人呼吸不夠徹底，沒有掌握到精髓及重點，所以沒辦法將呼吸功能發揮出來。

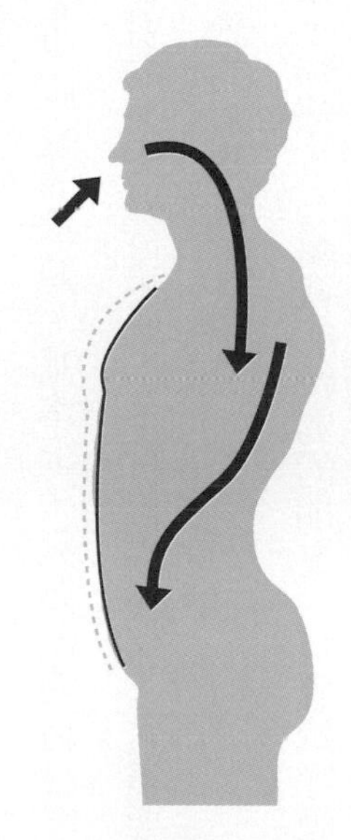

胸腹式呼吸時
胸腹腔的變化

7 好好呼吸大哉問

呼吸練習雖然是隨興的，但還是有個基本的 yes／no 守則。

會影響呼吸的因素眾多，環境的改變、不預期的情緒波動，都牽動著呼吸的順暢與否。打個比方，寒流來襲時，你一打開門，遭受到冷風的無情襲擊，這時候你會猛然地吸一口氣；跟主管爭得面紅耳赤後，回到座位，你會發現自己的呼吸變得很急促。在練習呼吸的過程中，這些會影響呼吸的種種因素，都該避免。

Q 誰適合練習呼吸？

A 絕大部分的人都適合，除了連日常呼吸都難以正常維持的患者。

呼吸練習可以說是所有鍛鍊運動中，體力、耐力等條件限制最低的。基本上，大部分我們熟悉的體能運動，都有著身體條件上的限制，若勉強自己進行，恐怕會造成身體傷害。例如籃球、網球這種較為激烈的運動，對於肌肉、膝蓋的負擔較大，可能就不太適合年紀稍長的人。

呼吸練習的門檻很低，它是個老少咸宜的鍛鍊。基本上，只要能夠自行呼吸的人，就可以進行呼吸練習。呼吸練習的運動強度不強，進行過程緩慢，且需要十足的耐性，對年長者來說，尤其是理想的鍛鍊法。

進行呼吸練習，對心肺功能有益，肺部、心臟機能較弱的朋友，可透過呼吸練習來強化器官功能。呼吸練習沒什麼特別限制，但仍舊有極少數的人，不適合進行練習。特別提醒，某些心臟病患者如慢性肺原性心臟病，若病情嚴重到連日常呼吸都難以正常維持，則不適合進行任何呼吸練習。

在這裡，特別呼籲年輕朋友們一起來練習呼吸。我知道，年輕人多半喜歡刺激、充滿活力、挑戰的運動型態，呼吸練習對年輕人來說，顯得枯燥乏味。然而，運動跟呼吸的搭配，會直接影響我們在運動中體能的發揮，學會各種呼吸的正確方式，配合不同動作，調節使用不同呼吸方法，能有效提升運動效果。如此，可以讓男生完成更高難度的動作，盡情耍帥（而非不停喘氣），讓女生可以完成更複雜的動作，盡情展現甜美活力。何樂而不為？

Q 什麼場所適合練習呼吸？

A 通風、空氣清新的場所。

進行呼吸練習，最主要的目的，在於掌握各種呼吸方式的重點、訣竅，並且學會如何正確呼吸。一個良好的場所，有助於提升練習效果。

試想看看，若有機會到森林裡走走，大家一定都會貪婪地深吸幾口氣，只因為空氣太清新，聞起來都是香甜的，不好好深呼吸一下，顯得很對不起自己。但若是身處於車水馬龍的大馬路旁，來來往往的車輛吐出的廢氣，只會讓人連忙摀住口鼻，絕對沒有人在這種環境中，還想要大口大口地深呼吸。

最理想的呼吸練習場地，是綠色植物多、空氣新鮮、灰塵少的戶外，例如森林、花園、自家前後院等。呼吸練習需要長久持續，自家前後院大概會是最合適的場地。住在郊區，這樣的場地應該不難尋覓，但對於住在都會區的人來說，可就有點強人所難。畢竟住家有前後院的人少之又少。建議都會區居民，選擇社區內的綠地來作為鍛鍊場所，若有困難，那就選擇一間空氣流通的房間即可。

Q 什麼時間適合練習呼吸？

A 皆可，只要環境空氣新鮮即可。

很多人都認為，早晨空氣最好、最新鮮，最適合練習呼吸。如果你也這麼認為，那可能只是一種錯覺喔！主要是因為早晨空氣溫度較低，所以總讓人有「清新」的感覺。

那麼，什麼時候的空氣最好？什麼時候適合練習呼吸呢？

空氣好的定義牽涉範圍廣泛，含氧量、空氣中懸浮粒子都是考量因素之一。空氣的含氧量主要決定在太陽與植物，太陽升起，植物的光合作用就開始了。植物進行光合作用，產生氧氣，空氣的含氧量便會逐漸升高。看到這裡，你可能會想：白天練習最好。可是，空氣中的懸浮粒子跟人類活動息息相關，汽機車的發動機、工廠排出的廢氣，都會使得懸浮微粒四處瀰漫。不巧，白天剛好又是人類活動的高峰期，這時候的空氣品質應該不受好評吧！

呼吸練習最重要的不是看「時間」，而是看「環境」。只要環境中的空氣品質良好，沒有充斥著太多廢氣，都可以進行呼吸練習。

至於朝九晚五的上班族，則可以在起床後，以及睡覺前進行呼吸練習。起床後進行呼吸練習，能讓你獲得飽滿的能量，用它來面對一整天煩人的公事。睡覺前進行呼吸練習，能幫你排除那些忙了一整天之後，不受歡迎的不速之客——緊繃、疼痛及疲憊，換得一夜好眠。

Q 什麼服裝適合進行呼吸練習？

A 請穿著舒適的服裝。

在開始進行呼吸練習時，建議大家找一套舒適的服裝，短袖、長袖、褲裝、裙裝都無妨。任何穿起來能讓你感到輕鬆、自在、不受拘束的服裝，就是呼吸練習的好服裝。若你覺得什麼都不穿最輕鬆舒適，那麼不穿也無妨。

進行呼吸練習時，全身都需要放鬆。一套令自己舒適的服裝，才能達到放鬆效果。過於緊身或有壓迫感的服飾，雖然或許能襯托身材曲線，在外觀上加分，但這樣的服飾，恐怕會讓呼吸受限，不利於呼吸練習。畢竟，不論是胸式呼吸、胸腹呼吸，或者是腹式呼吸（或者是以這三者為基礎，進行細微變化的其他呼吸），在練習的時候，「盡量吸氣、盡量呼氣」都是基本要求，倘若穿著過於緊繃的服裝，可能沒辦法完整完成每個動作，這麼一來，練習的效果必然大打折扣。

至於服裝材質則沒有限制。一般來說，棉質具良好的吸汗、通風效果，觸感柔軟，是不錯的選擇。

Q 呼吸練習做對了，身體可能會出現哪些反應？

A 舒服、四肢微微刺痛、無特殊反應，都是正常反應。

呼吸人人都會，但不見得人人都做得正確。練習呼吸的目的，當然就是要學會怎麼正確呼吸。那麼，該怎麼判斷練習到底是做對了，還是做錯了呢？練習過程中的反應，會透露些端倪。只要仔細留意、細心察覺在練習過程中身體所出現的反應，大概就能知道自己的呼吸練習正不正確了。

在練習呼吸的過程中，每個人所出現的反應不盡相同，大致而言，會有舒服、四肢微微刺痛、無特殊反應等三種生理感受。

舒服

舒服的感覺，包括頭腦清醒、思緒有條理、情緒穩定、身心靈放鬆等感受。當我們的呼吸練習做對時，會吸進大量的氧氣，提高血液中的含氧量。這時候，大腦獲得更多氧氣，會更加清醒，當混沌感消失，我們自然感到清爽舒服；身體獲得更多氧氣，生理機能更加順暢，整個人會顯得元氣十足，精力充沛，緊繃感消失，身體心理達到另一層級的放鬆。

四肢微微刺痛

四肢微微刺痛，是很多人在進行呼吸練習時會出現的反應。刺痛感可能是痠、麻、脹，也可能是微微發熱。這種刺痛感非常微小，且不會造成任何生理上的不適。頂多就是在練習時，手指頭、腳趾頭，或者身體某部位會出現一點點熱熱、麻麻的反應。

中醫認為，這樣的反應是因為「氣」的流通所造成。「氣」是維持人體生命活動的最基本物質，它具有多種生理功能，如幫助血的生成與運行、推動臟腑、經絡間的活動、促進人體生長與發育……等。在中醫學理論中，人體布滿經絡，氣血則透過這些通道來運行。通道順暢，氣血流通無礙，身體機能就會強壯；通道若是窒礙難行，氣血的流通受到阻礙，則身體就會出現大大小小的不適。

不良的飲食、生活習慣，會影響經絡的通暢度。呼吸能促進氣的流通，氣夠強能打通經絡，讓運行的通道順暢。當身體出現微微刺痛的變化，代表通道被打通，對健康來說是好事。

要特別注意的是，這種刺痛感不會造成過度不適。倘若在練習呼吸時，出現刺痛感且讓你感到很不舒服，建議停止練習。待不適感消失後，重新調整呼吸操作的方式。此外，練習時若出現暫時的暈眩感，不用太過擔心，通常那是因為體內氧氣增加，心跳跟著加速所致。

無特殊反應

每個人練習呼吸所獲得的感受、效果都不同，會因個人狀況不同而有程度上的差異。例如，健康七十分的人跟健康九十分的人，一同進行呼吸練習，七十分的人所獲得的反應，照理說會比九十分的人來得大。七十分的人透過呼吸，健康改善的程度也會比九十分的人來得明顯。然而這樣的結果，並不意味著健康九十分的人，沒有正確呼吸。造成差異的主因來自於個人健康狀態不同，而非沒有做對練習。

在練習呼吸時，最重要的就是感到舒服。至於有沒有出現各種生理上的反應，則不是重點所在，不需要太過在乎，更不要把「沒反應」和「做錯了」畫上等號，沒特殊反應也是一種正常反應。練習者只要確定自己在練習過程中，全然把握住呼吸訣竅，正確做到每個步驟即可。

Q 出現哪些反應時，要調整練習方式？

A 出現頭暈、呼吸不順暢、胸悶，需調整練習方式。

相信絕大多數的人，應該跟我一樣，在進行任何一項練習時，都會希望知道自己的練習有沒有效果、正不正確。在進行呼吸練習時，我們可以透過身體的反應，來判斷需不需要調整練習方式及節奏。

感到頭暈時：注意換氣節奏

練習呼吸的時候，如果一直感到頭有點暈沉沉的，那可能是換氣節奏沒有抓好。例如「速度刻意放太慢」、「吸氣、呼氣沒做到完整循環」等，都會導致頭暈現象發生。

雖然，慢慢深呼吸是好的，但開始練習時，自然就好，即便呼吸頻率稍快也無妨。現代人的呼吸偏淺，一開始進行呼吸練習的時候，可能會發現，自己吸氣花不到幾秒時間，吐氣也花不到幾秒時間。在練習呼吸時，會刻意放慢吸、吐的速度。這種突然的改變，會造成身體、腦部的缺氧，導致頭暈。其實剛開始練習時，許多人都會感覺呼吸怎麼樣都很淺，千萬不要因此感到氣餒。呼吸是可以訓練，也需要訓練的，多練習幾次，才能熟悉訣竅。

另外，吸、吐氣不完整，也會造成頭暈現象。練習呼吸的時候，放鬆是很重要的關鍵。但因為呼吸練習屬於有意識的呼吸，部分練習者會因為「意識到」自己正在練習，而無法放鬆，打亂了呼吸原有的自然節奏。吸氣還沒完全，就急著吐氣，或者氣還沒吐完，就急著吸下一口氣，造成過度換氣引發頭暈。

在練習呼吸時，如果發現頭有點暈，建議你調整一下呼吸節奏，先順著原來自己習慣的呼吸節奏，讓換氣過程順暢，再慢慢練習即可。

呼吸不順時：放鬆身體，順應自然呼吸節奏

在練習呼吸的過程中，可能會出現各式各樣的呼吸不順暢，例如越練越喘、呼吸速度忽快忽慢、呼氣吸氣失去協調性等。這些症狀所帶來的訊息是：你該調整呼吸練習方式。

我不停強調，進行呼吸練習時，要放鬆身體。這聽起來似乎很容易，但實際上能做到完全放鬆的人並不多。甚至有些人認為，閉上眼睛就可以放鬆，但這些人往往在閉上眼後，眼球還不自覺轉動，這就代表他們不夠放鬆。身體不放鬆，會影響呼吸節奏，呼吸當然就不容易順暢。

多數人在一開始進行呼吸訓練時，會不約而同出現一個現象：刻意將氣吸長。要

知道，當你「刻意」將氣吸長，會造成呼氣反應遲緩，在換氣中間形成短暫憋氣現象，這樣反而會造成呼吸節律不穩定，失去呼吸練習的意義。呼吸練習需要穩定的節奏，建議大家先求穩定，再求緩慢。

另外還有一種現象，是每一回「呼與吸」所維持的時間不同，也會造成呼吸不順暢。例如你平均完成「呼與吸」一共花六秒的時間，卻在進行練習時刻意放慢速度，花了十秒才完成一回的「呼與吸」。雖然做到了緩慢呼吸節律，但因為速度一下子掉太多，身體無法適應，下一回的呼與吸就顯得急促，才花了五秒就完成。像這樣呼吸速度一下子快、一下子慢，也會造成呼吸不順暢。

總之，如果在練習呼吸時，發現自己越練越喘，或者發現呼吸很凌亂，自己需要用力控制呼吸，就代表你該停下腳步，回復平常呼吸的方式，重新調整一下自己的狀態，再開始進行練習。

胸悶時：調整姿勢，放鬆肌肉

正確深呼吸，能讓情緒穩定，肌肉放鬆。不正確的深呼吸，卻會讓肌肉越來越緊繃。如果在練習呼吸一段時間後，發現有胸悶、肩頸及胸部肌肉緊繃的感覺，你可能需要重新檢視一下自己的練習姿勢囉！

呼吸練習的姿勢有兩個要點：放鬆、背打直。但偏偏對初步接觸呼吸練習的人來說，放鬆了，就很難將背打直。背打直了，就很難放鬆。真有這麼難？當然不是，會造成這樣的結果，多半只是因為訣竅沒有拿捏好。

背打直的重點，在於豎直你的脊椎骨，敞開你的胸膛，這時候肩膀應該放鬆下垂（很多人肩膀是繃緊的），胸膛自然舒展，而非刻意舒展。刻意舒展胸膛，不僅姿勢顯得僵硬，還會造成肌肉過度用力，導致胸悶。正確的方法是，讓肩膀自然放鬆、下垂；脊椎成一直線，身體要正；不要垂頭喪氣、彎腰駝背、把自己的胸膛藏起來，但也不要刻意挺出胸膛。

在每一次的練習中，建議大家仔細感受身體細微的變化，若發現呼吸練習造成壓迫感，就代表此時此刻你並沒有全然放鬆，不論採取什麼樣的呼吸法，呼吸訓練都不該有壓迫感產生。這時候，只要找出不恰當的操作方式，稍微加以調整，壓迫感、不適症狀應該就能獲得解除。

呼吸練習，是一連串讓自己適應正確呼吸的過程，練習者不需要給自己莫大壓力，企圖在頭幾次練習時，就做到百分百完美。有時候，過於關注自己的表現，反而會模糊焦點，影響呼吸練習的成效。

舉個例來講，在進行腹式呼吸練習時，有些人總把焦點放在「吸氣後肚子鼓起」（認為鼓越大越正確），於是，吸氣後練習者會用力鼓起肚子，而不是自然而然讓肚子鼓起，但這樣卻容易造成肌肉緊張，同時也會影響練習效果。實際上，就算一開始練習時，肚子沒有明顯鼓起也無所謂，有意識地多練習比較重要，不出幾次就能抓到竅門。

Q 什麼狀況應該要停止練習呼吸？

A 頭痛、胸腹部肌肉疼痛時，應停止練習。

正確深呼吸的好處很多，越來越多人投入呼吸練習的懷抱。為了健康著想，我也建議大家一起來練習深呼吸，不過，這是有前提的喔！呼吸訓練是為了讓人改善健康，舒緩疲勞，放鬆身體，安穩情緒。倘若呼吸練習帶來的是諸多不適，且影響到正常生活，那就應該要停止練習。

呼吸訓練跟其他身體鍛鍊活動比較起來，安全性相對高許多，對身體的負擔很低，不太容易造成身體內外部的損傷。不過，凡事都難避免意外發生，呼吸練習也是。在練習過程中，任何一個動作拿捏不當，例如姿勢不正確、過於強調胸部、腹部的起伏、呼吸換氣節律沒掌控好、練習太過激烈……等，都可能會造成頭暈、頭痛、胸悶、胸腹部肌肉疼痛……等現象。

不適現象多半是暫時的，通常在恢復自然呼吸後，就能獲得緩解。但若已經停止練習了，頭痛、肌肉痛卻依舊如影隨形，建議停止練習幾周，並確認不適症狀是否為其他因素引起。若只是單純由呼吸練習所引發，建議停止練習，直到症狀解除。之後，如果有意願繼續練習，一定要把握正確鍛鍊原則，才不會再次造成身體上的損傷和不適。

（第4章）

好好呼吸
拯救自律神經失調

- ◎呼吸與自律神經相輔相成，維持體內運作的平衡。
- ◎呼吸已經可以靠儀器檢測出頻率，藉此得知自律神經的狀況。
- ◎自律神經失調將導致各種不舒服的毛病，反應在身體各層面。

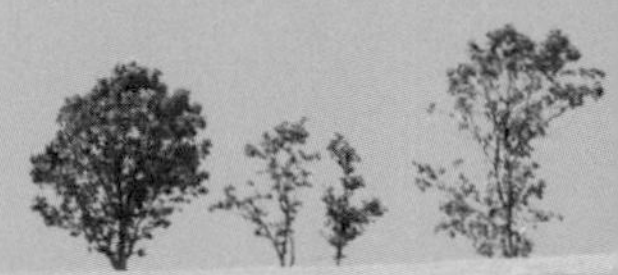

1 自律神經與呼吸

自律神經失調，像個百變的千面女郎，在每個人身上所引發的反應不同，大家出現的症狀各異。唯一相同的是，練習呼吸之後，每個人的不適，不但獲得相當程度的改善，整個人也顯得神清氣爽，舒舒坦坦。

大腦管不住的神經——自律神經

有不少人認為，大腦是人體最重要的器官。大腦就像是司令官，負責發號司令，身體其他器官就聽命行事，沒有大腦身體就無法行動。大腦控管著身體許多組織器官，左右著我們的意志，決定了我們的行為，可以說身體組織大部分的行為，是大腦功能的展現。這樣看來，大腦的確相當重要。

不過，在我們的身體裡，還是存在著不受大腦控制的組織喔！

看到這裡，想必你的大腦裡，一定出現一個又一個的懷疑：「大腦控制不了？怎麼可能，如果大腦控制不了，那整個人不就失控了！」沒錯，就是失控。

現在請大家試著回想下列幾個狀況：「在那青澀無憂的年輕歲月裡，暗戀的人出現在眼前，想跟他說一句話，舌頭卻像打結般，想說的話硬生生卡在喉嚨裡，怎麼也吐不出來。唯一聽見的聲音，是心中小鹿亂撞的怦怦聲。」

「幾分鐘後，準備了好久的比賽即將展開。不斷提醒自己：要鎮定，要鎮定。但不知為何，呼吸急促、手腳不聽使喚、血壓飆升的情況，似乎控制不了啊！」

「搭個雲霄飛車真是過癮，只不過，就算不照鏡子，也不難想像自己的臉有多詭異，嘴角抽搐就算了，臉部還極度扭曲，想要維持美美的表情，簡直比登天還難！」

這樣的類似經驗，大家應該或多或少都碰過，腦子裡的意識明明就想要控制，讓心臟跳得慢一點、血壓不要衝得那麼高、汗不要滴得那麼猛……，但是，有誰能辦得到？如果有，那真的是奇蹟了。在上述狀況中，身體不聽話、不受大腦控制是正常的，因為這些反應其實是跟自律神經大有關係。

是的，自律神經就是不受大腦控制的神經。

自律神經：大腦管不動的，呼吸來管

人體的神經可以粗分為兩類，一為體性神經，一為自律神經，在神經系統內它們都屬於周圍神經系統。

體性神經，是可以隨著自己的意志來活動的神經。例如，手機鈴聲響的時候，我們會命令自己的雙手拿起手機，按下按鈕接電話。又或者聽到門鈴聲響，我們心裡知道，應該要移動屁股，站起來去開門。不論是讓自己的雙手動起來，或者是讓自己的身體、雙腳動起來，這些動作，都是靠著你的體性神經作用。

而自律神經則由「交感神經」與「副交感神經」所構成，它們分布於全身各處，從頭到腳都可以見到自律神經的蹤跡。兩者相互保持平衡，以維持人體內部的恆常狀態。

我們可以簡單用「動」與「靜」的概念來區分交感與副交感神經。交感神經屬「動」，副交感神經屬「靜」。交感神經負責活絡身體，副交感神經負責放鬆內臟跟器官。在一動一靜之間，兩者搭配得天衣無縫，就像功能強大的數位相機一樣，在不同的情境下，找出最理想的快門、光圈，幫我們抓住最清楚、美麗的一瞬間。

然而，自律神經卻不受大腦控制。「不受大腦控制」聽起來的確令人有些傷腦筋。我們的身體各器官組織能井然有序地運作，靠的正是大腦。連大腦都控制不了的自律神經，還有誰有這個能耐？然而俗話說「一物剋一物」，呼吸就是能管住自律神經的狠角色。

吸氣時，交感神經較活絡；呼氣時，副交感神經較活絡。當交感神經呈現過度興奮狀態，我們可以增加呼氣的時間，讓副交感神經發揮作用，使兩者相抗衡，如此自律神經便會趨於平衡，回復到協調的狀態。反之，若是副交感神經過度興奮，我們可以增加吸氣的時間，讓交感神經發揮作用。

我們知道「呼吸是可以控制的」，又得知「呼吸可以調節自律神經」。所以，就算因為壓力造成自律神經失調，也不用害怕，一切就交給呼吸吧！不用懷疑，就是這麼簡單。藉由呼吸來調節自律神經，讓失衡的自律神經恢復到協調狀態。

2 從呼吸看健康

來我診所報到的病人，尤其是初診患者，常在聽完病情診斷後，瞠目結舌地說：「醫師，你好神！我都還沒講，怎麼所有症狀你都知道了？！」

我的專長在醫學而非命理，不會算命更不是神，之所以能如此神準地判斷各種病況、患者的生活習慣、日常困擾……，其實說穿了很簡單，一切都是患者自己告訴我的！只是，他們不是用嘴說，而是透過呼吸來說。

一般人大概很難想像，人人都會、時時都在進行，再平凡不過的呼吸，怎麼會說出我們的祕密？更不知道如果搭配心跳，被洩漏出來的事情就更多。再加上，感謝醫學科技的進步，許多檢測儀器的問世又提高了判斷的精確度，感覺起來又更加神奇了。

在了解呼吸和心跳如何出賣我們之前，先來看看以下兩則被出賣的例子。

案例一：長達十年白受罪的日子

這是民國九十九年年底接觸到的新病患，很帥氣的黃姓小男生，才二十二歲，正該活力四射的年紀。實際面對本人之前，我翻看著他親自填寫的病歷資料，以為等會兒會見到一名陽光少年，沒想到踏進來的卻是少年維特。

這男孩全身上下沒有一絲開朗愉快的氣息，事後回想，一方面覺得心疼，另一方面也覺得真的不能怪他。任何一個人、任何一種疾病，被誤診長達十年，這麼長的時間，飽受身心煎熬與困擾，換做是誰都受不了，哪有辦法快樂開朗？況且他才二十二歲，現有人生中將近一半的時間都處在身體不舒服又無法徹底治療的狀態，也難怪他總是鬱鬱寡歡。

簡短聊過後，男孩開始訴說病情，主述自己是癲癇患者，告訴我他曾經做過哪些治療、吃過哪幾種藥物，但都沒有明顯效果。可是經過我的檢查，同時接上儀器，量測他的呼吸與心跳，發覺他呼吸短而急促，換算起來每分鐘竟然有二十六次的吸吐（一吸一吐合計為一次），幾乎是正常值的兩倍，根本就是極度典型的「過度換氣症」。

通常這類的病人，個性容易緊張，越緊張呼吸頻率就越快，呼吸頻率越快就越容易緊張。這種惡性循環發揮到極致，就是抽筋昏厥，而黃同學就是標準案例，而且發作次數愈頻繁，程度日趨加重（因為越來越容易緊張），從十年前第一次抽筋暈倒開始，就因為症狀相似的緣故被誤判為癲癇症，多年來接受過各種治療，甚至連疼痛難忍的電療都試過好幾次，狀況卻始終沒有好轉……那是當然的，因為他的根本問題並非癲癇！

「郭醫師，你能治好我的癲癇嗎？」

「不，我不能！」

「嗄？」

「因為你的問題不是癲癇。」

聽到我這麼說，黃小弟的臉上寫著大大的「不相信」，他會感到懷疑是正常的，畢竟這麼多年來，他深信自己是癲癇患者，於是乎我提出了一個很簡單的問題，立刻就破解了他的懷疑，取得信任。

「你抽筋暈倒那麼多次，但是不是從來沒有因此受傷過？」

「咦？你怎麼知道？我之前看的醫生都說，沒有人像我這麼幸運的！」

事實上，真正的癲癇患者發作時是瞬間失去意識的，無論當時正在走路、上下樓梯、開車、吃飯，甚至只是坐著或站著，這種瞬間全然失去意識的症狀，必定會帶來或大或小的危險與傷害，就算是跌倒也會有小擦傷。可是如果是因為過度換氣帶來的暈眩、昏厥，其實患者還是有意識

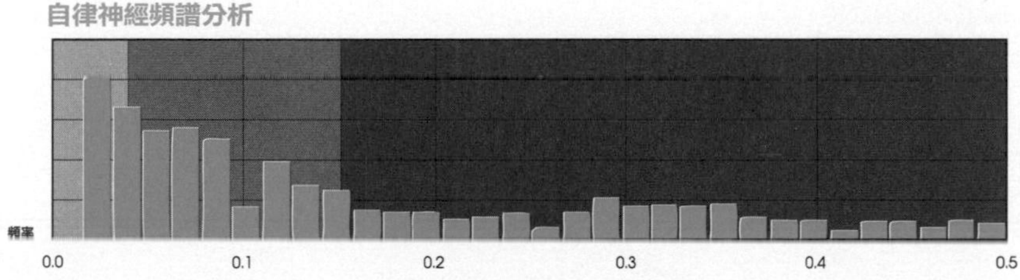

黃同學治療前的檢測圖

的，會出於本能反射自我保護，因此無論量倒多少次，總是能毫髮未傷。

上圖是黃同學第一次來就診時留下的呼吸檢測表。圖表上半部顯示的是呼吸頻率與心跳頻率（簡稱心率），往上的線條代表檢測者正在吸氣，往下的線條代表檢測者正在吐氣。

稍微計算一下，從20秒開始到1分20秒之間，這名檢測者黃同學的呼吸起伏共計26次，換算起來，每次呼吸平均不到2秒半，你可以看著手錶上的秒針自己試試看，這樣的呼吸速度有多急促。

不過這張圖表反映出來的也不全然是壞事。我們可以看到黃同學的線條起伏頗

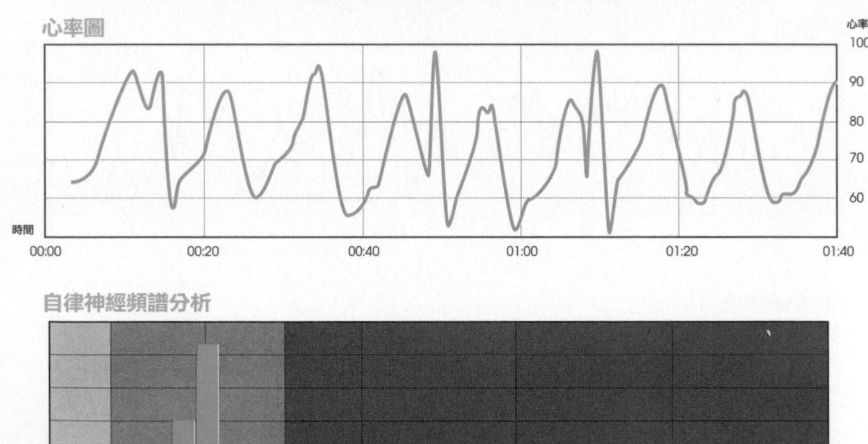

黃同學治療後的檢測圖

大，對照縱軸的心率，發現最低不到65，最高則接近85，顯示黃同學的心率彈性起伏大，代表他有顆健康年輕的心臟，因此只要能調整呼吸的頻率，就可以幫助自律神經回歸良好的協調度。因過度換氣帶來的焦慮、恐慌，在短時間內就可以獲得明顯的改善。

雖然黃同學一開始有點半信半疑，但幸好他還算合作的病人，乖乖地配合藥物治療與呼吸練習，一個月後回診，頭頂上的烏雲感覺已經少掉一大半，兩個月後我再見到他，總算露出符合這年紀該有的陽光與青春，而當次他再檢測出來的圖形，顯現出他的呼吸頻率、心跳頻率、自律神經協調度，都在良好範圍。最重要的是，從第一次看診直到現在，透過持續追蹤所掌握到的資訊是，黃同學所謂的「癲癇」再也沒有發作過了！

案例二：我知道我是更年期？

葉太太是經由朋友介紹而來的，她朋友原先也是我的病人，只是恢復健康後，好多年都沒見了。還記得初診那天，她們一行六人開著兩部車從台北南下嘉義，聲勢浩蕩地擠入我那沒幾坪大的小診間，要不是其中有張老面孔，還真以為遇上什麼暴力事件哩！

簡短寒暄後，我大致了解事情的來龍去脈，原來葉太太這幾年來，一直有緊張、易怒、盜汗等困擾，還時常感覺頭痛欲裂。她說：「我有看書跟看電視，我知道我這個叫做更年期。」然而，說話速度很快的葉太太，其實才四十出頭，而且經過詢問，發現她的生理周期一直很正常、平順，但由於受到報章雜誌、電視節目的影響，使她堅持對號入座，相信自己正準備進入所謂的更年期，所以才會有上述症狀。經過呼吸與心率檢測，很快我們就找到問題真正的根源，沒錯，她的確是自律神經失調了。

葉太太同樣有呼吸短促的問題，且從心率改變幅度偏小的狀態來看，我判斷葉太太平時不怎麼愛運動，心肺功能也不好，因此應該會合併有心悸症狀。

再者，看看葉太太的檢測圖表，可以發現下半部的 0.1 這個自律神經頻率的幅度偏低。自律神經的頻率代表自律神經的活性與反應，當頻率落在 0.1 時，表示自律

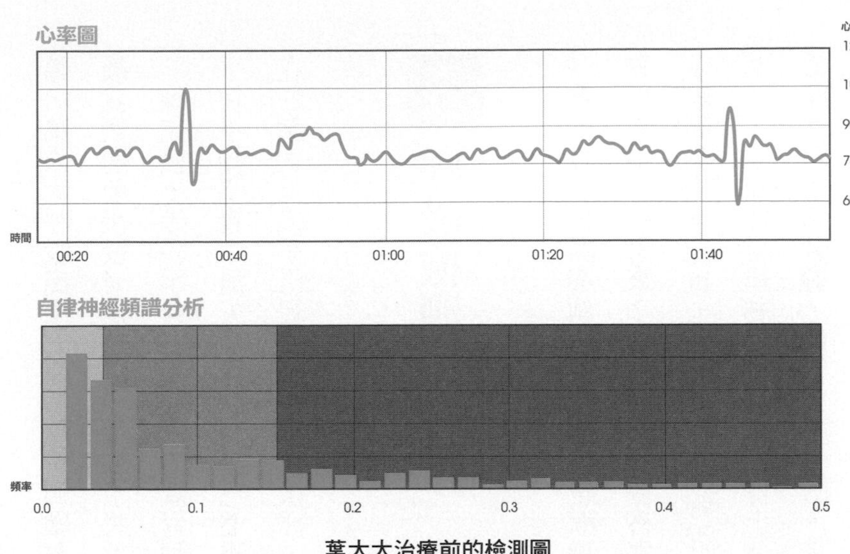

葉太太治療前的檢測圖

神經的協調度、功能很好。而葉太太的幅度是偏低的，因此代表她的自律神經協調性不佳，配合其他頻率高低來看，我判斷葉太太的睡眠品質應該也不太好，雖然睡得著，但卻很淺眠。果然，我話都還沒說完，葉太太就急忙接口：「真的，常常整晚睡睡醒醒，最高紀錄曾一晚醒來九次。」

像葉太太這類自我主張強烈的病患，雖然身為醫師自有專業的判斷，但也不能強迫她配合治療，只能提出更強而有力的證據來取得她的信任。於是我請她套上檢測儀器，跟著我進行三分鐘的呼吸訓練。才短短三分鐘，葉太太呼吸出來的線型就有明顯改善，她主動要求要進行更長時間的訓練，最後我們前前後後光是呼吸，就練了將近十分鐘。

練完後，她表示自己很明顯的感覺到，像緊箍咒一樣、經年累月箍著她的頭痛似乎在不知不覺中消失了，而她自己並不知道的是，其實她連說話速度都放慢了。現在的葉太太幾乎已經完全康復，盜汗、易怒、心悸、緊張、失眠……統統消失了！

3 呼吸檢測

看了幾個實際案例之後，你應該漸漸了解呼吸的神奇之處了吧！「為什麼呼吸能夠反映出這些事來？」要探索這個答案，我們就要再回頭聊一下自律神經。

前面我們曾簡單地介紹過自律神經，了解自律神經的特性之一是「不受大腦控制」，也知道自律神經分布於全身上下，從頭到腳都有。它與身體所有的臟器、神經節都有密切關聯，像管家婆似的，掌管的事情多得不得了。舉凡心臟的跳動、體溫的調節、胃酸的分泌、瞳孔的縮放、汗水的排放、血壓的升降……等，都在它的管轄範疇之內。還有，本書的主角「呼吸」也歸自律神經掌管。

就因為自律神經掌控著呼吸，因此透過呼吸，我們才可以反過來分析自律神經的表現，一窺身體狀態。當然，透過呼吸的分析，我們看到的是部分表象，如果想要更清楚掌握身體的狀態，則要透過呼吸並結合其他訊號，例如心跳、瞳孔、甚至是腦波等，來做全盤的分析。這些過於專業、深入又頗為艱深的部分，我們這邊就不提，那是醫生分內的事。站在我的立場，我只希望用最簡單的方式，讓大家稍微了解自己的身體，進而關心自己的健康，這樣就足夠了。

所謂最簡單的方式，就是透過呼吸來觀察身體狀態，並透過呼吸的調節，來改善健康。因為**呼吸能調節自律神經，讓身體運作順暢**，這對於需要透過呼吸來調整自律神經功能的失調者而言相當重要。呼吸不但被動的反映出很多狀況，還可以主動改變很多事情。透過呼吸對自律神經的掌控，可以讓生理系統平穩順暢，許多因為自律神經失調所造成的老毛病，也能獲得緩解，甚至徹底消失。

測量自律神經

前面教了這麼多呼吸的方法，無非是希望大家透過「呼吸」這個簡單的動作來調整自律神經，找出最適合自己的呼吸頻率，讓大腦、心跳、體溫、血壓等週期之間，達到完美共振，使身體得以花費最小的力氣，獲得最大的運作效能。

什麼是共振？共振就是人體最節省能量的運行方式。拿盪鞦韆來說，若想花最小的力氣，讓鞦韆盪得又高又遠，就必須在適當的時候屈膝，在對的時間出力。身體能量的傳送也一樣，利用共振，讓心跳、呼吸、血壓三者達到協調，這麼一來，就可以讓能量傳送達到最佳效率。

拜科技發達之賜，現在市面上已有可靠的儀器，增加判斷的依據。儀器能偵測的不只有呼吸，甚至可以直接分析數據，判斷自律神經的協調度。例如，我們可以透過HRV跟SDNN的數值，來判斷自律神經的表現。

HRV（Heart Rate Variability）代表心率變異率，也可以由此判斷自律神經的總體活性。心臟跳動受到自律神經的控制，一顆健康的心臟，能針對環境、身體需求做調整，適應環境的能力越強，代表自律神經的作用越良好。心率變異率越優，代表著心臟功能越好，自律神經協調程度越佳。

就如同測量血壓時，有所謂的標準值（135／85mHG），HRV數值亦然。一般來說，在進行呼吸練習時，以0.1為理想值，但也並非絕對，只要落在0.075~0.125之間，都是屬於健康範圍。

SDNN（Standard Deviation of all Normal to Normal intervals）是心跳變異度，當SDNN越大，代表心跳改變幅度越大，也就是心臟調整能力強。而心臟越健康，自律神經功能也就越良好。一般說來，HRV高的時候，SDNN也會高。

當HRV達到理想值，就代表你已經找到了理想的呼吸頻率來調節自律神經。掌握理想呼吸頻率，就等於掌握促進健康的關鍵，期望每一個人都能找到，專屬於自己的理想呼吸頻率，使失調的自律神經重新回復協調狀態，告別令人不快的老毛病，迎接舒坦、健康的人生。

4 自律神經失調症的表現

人體是一部非常複雜的機器，雖然我們說自律神經不受大腦控制，會讓我們「失控」，但那是站在大腦的角度來說。實際上，若站在生理機能運作的角度來看，自律神經是穩定各種生理反應的重要功臣。自律神經失調，身體才是真的失控。

自律神經失調的表現症狀因人而異。接下來，我們就來看看自律神經失調可能會出現的症狀有哪些。

◉頭部：頭痛、頭重、偏頭痛

緊張性頭痛、偏頭痛等，是自律神經最常見到的症狀。會出現頭痛現象，主要是因為交感神經作用太強，促使末梢血管不斷收縮，影響到血液循環的流暢，因而導致頭痛。

◉眼睛：眼睛疲勞、張不開、流淚

不知道你有沒有過類似經驗：明明情緒穩定，卻莫名流淚？明明環境光線沒有太刺眼，眼睛卻感到有些畏光？許多人會把這樣的現象解釋為「眼睛太疲勞了」。其實，更有可能的是「自律神經失調了」。當交感神經作用過於活絡，會產生流淚或讓眼睛產生疲勞、不易睜開……等不適現象。

◉耳朵：耳鳴、耳塞

耳鳴或耳朵有塞住的感覺，是自律神經失調的常見症狀之一。根據我的經驗，「長期耳鳴」在自律神經失調患者中頗為常見，而且通常是因為患者自身過分重視或意識到耳鳴的存在，使得耳鳴困擾被放大。實際上，人在過度勞累之後，經常會出現耳鳴，通常經過一段時間休息，不適就能獲得緩解。但自律神經失調患者往往過分重視或意識到耳鳴的存在，所以會產生這種不適症狀。

◉口腔：口乾、口腔痛、味覺異常

明明喝了很多水，卻又馬上覺得口渴？口腔裡沒有傷口，卻成天覺得很痛？不知為何，突然失去了味覺？嘗什麼都沒味道？以上，都是自律神經失調在口腔部位所引發的奇特現象。

◉喉嚨：喉嚨發癢、吞嚥困難

成天覺得喉嚨有痰，想要咳嗽？喉嚨有異物感，老覺得有東西卡在那？這些不適，也是自律神經失調的常見症狀之一。

◉呼吸器官：呼吸困難

不少自律神經失調患者，一到了晚上就寢前，會突然感到一陣胸悶，或呼吸困難，覺得吸不到氧氣。造成這個現象的主因，是副交感神經過於亢奮，造成支氣管周圍的肌肉收縮，引發痙攣現象所導致。

◉心臟：心悸、喘氣、胸悶

自律神經失調，會引發心跳加速、心悸、胸悶等現象。倘若經常心跳沒來由的加速、呼吸沒來由的不順暢，且沒有罹患心臟病或其他呼吸器官疾病，可能就是自律神經失調了！

◉消化器官：沒有食慾、噁心、胃部發熱、胃部痙攣、腹脹、便祕、腹瀉、消化不良

許多消化器官的不適症狀，例如腸躁症、胃痛、脹氣等，都可能是自律神經失調

所引起。根據我的門診經驗，自律神經失調最常出現的症狀是換氣過度（或呼吸短促），第二高的就是這些表現在消化器官上的問題，大概每三個人就有一人有這方面的困擾。

◉泌尿器官：頻尿、殘尿感、排尿困難

自律神經影響我們的排尿狀況，當副交感神經活絡時，會促進排尿，而交感神經則會抑制排尿。兩者通常合作無間，讓我們想「舒坦」時，就能「舒坦」一下。不過，一旦自律神經失調，交感與副交感神經合作狀態不佳，就會讓我們面臨頻尿或排尿困難等窘況了。

◉生殖器：外陰部搔癢、陽萎、生理不順

從青春期開始，男性與女性的第二性徵出現，之後逐漸成熟。對女性朋友來說，「好朋友沒有準時報到」是數一數二困擾的問題，對男性朋友來說，「性功能」則將成為畢生最關切的私密話題之一。

不過，引發生理周期不順、性功能障礙的原因眾多，自律神經失調也是其一。若這種狀況持續性地出現，最好趕緊尋求專業醫師協助。

◉肌肉、關節：肩膀痠痛、肩膀僵硬

肩膀痠痛、肩膀僵硬，可說是上班族通病之一。當頸肩又痠又緊時，多數人會將矛頭指向電腦。認為一定是電腦用太久，肩膀才會痠痛。這只是可能性之一，你知道嗎？自律神經失調也會引起肩膀痠痛、肩膀僵硬。交感神經負責收縮血管，副交感神經負責擴張血管，當兩者不協調時，容易導致血流不通暢，引發不適。

◉四肢：四肢麻痺、發抖、發冷、指間有電流感

自律神經失調，使得血液循環不佳，若發生部位在四肢，則會造成四肢麻痺、冰冷、指頭過度敏感、常有電流感或感覺遲鈍等現象出現。這種情況，很常發生在女性朋友身上。

◉皮膚、汗腺：多汗

不是大熱天，即便安靜的坐著，手心或腳心還是莫名其妙流汗？這極可能是自律神經失調。當交感神經過於活絡，刺激排汗，造成手汗、腳汗的發生。

◉精神方面：不安、缺乏集中力、記憶力降低

長期自律神經失調，不僅會造成身體上的不適，就連心理也會受到波及。經常感

到不安、注意力很難集中、記憶力降低等，都是自律神經失調對精神方面的影響。只有調整自律神經，讓它的作用恢復正常，才能徹底擺脫困擾。

◉食慾：不想吃東西、飲食需求過度

自律神經是控制食欲的幕後黑手，當自律神經失調時，可能出現兩種極端現象：厭食或暴食。厭食是因為交感神經作用過於活絡，食慾遭到抑制。暴食則多與失眠有關。自律神經失調易導致失眠、不安，失眠會讓能量流失，中樞神經察覺到這現象後，會釋放出「補充能量」的訊息，導致暴食現象。

◉全身症狀：疲倦、暈眩、失眠、發熱

長期自律神經失調，會讓我們身體的內分泌跟著紊亂，這時候，一些全身性問題都會慢慢浮現，如發燒、懶散、沒有幹勁，成天疲倦、白天的時候時常想睡覺，但是一到了晚上，卻又難以入睡等。

CARE 叢書 009

好好呼吸，甩掉老毛病！

作　　者—郭育祥
封面攝影—SPAN STUDIO 林峻
文字整理—發言平台創意整合有限公司
責任編輯—葉靜倫
責任企畫—王紀友
插　　畫—搖滾的比利
美術設計—張瑜卿
校　　對—郭育祥、謝惠鈴、高菀苓、余季蓁、葉靜倫、發言平台創意整合有限公司
總 編 輯—李采洪
董 事 長—趙政岷
出 版 者—時報文化出版企業股份有限公司
10803台北市和平西路三段二四〇號六樓
發行專線—（〇二）二三〇六—六八四二
讀者服務專線—〇八〇〇—二三一—七〇五．（〇二）二三〇四—七一〇三
讀者服務傳真—（〇二）二三〇四—六八五八
郵撥—一九三四—四七二四時報文化出版公司
信箱—台北郵政七九～九九信箱
時報悅讀網—www.readingtimes.com.tw
電子郵件信箱—newlife@readingtimes.com.tw
法律顧問—理律法律事務所 陳長文律師、李念祖律師
印　　刷—盈昌印刷有限公司
初版一刷—二〇一一年八月十二日
初版八刷—二〇一九年十月十八日
定　　價—新台幣二八〇元

時報文化出版公司成立於一九七五年，
並於一九九九年股票上櫃公開發行，於二〇〇八年脫離中時集團非屬旺中，
以「尊重智慧與創意的文化事業」為信念。

好好呼吸，甩掉老毛病！/ 郭育祥 著
初版. -- 臺北市 : 時報文化, 2011.08
面； 公分. --（Care系列 ; 8）

ISBN（平裝）978-957-13-5418-7
1.呼吸法　2.健康法

411.12　　100014191

ISBN 978-957-13-5418-7
Printed in Taiwan